Der Mensch ist so gesund wie sein Stoffwechsel

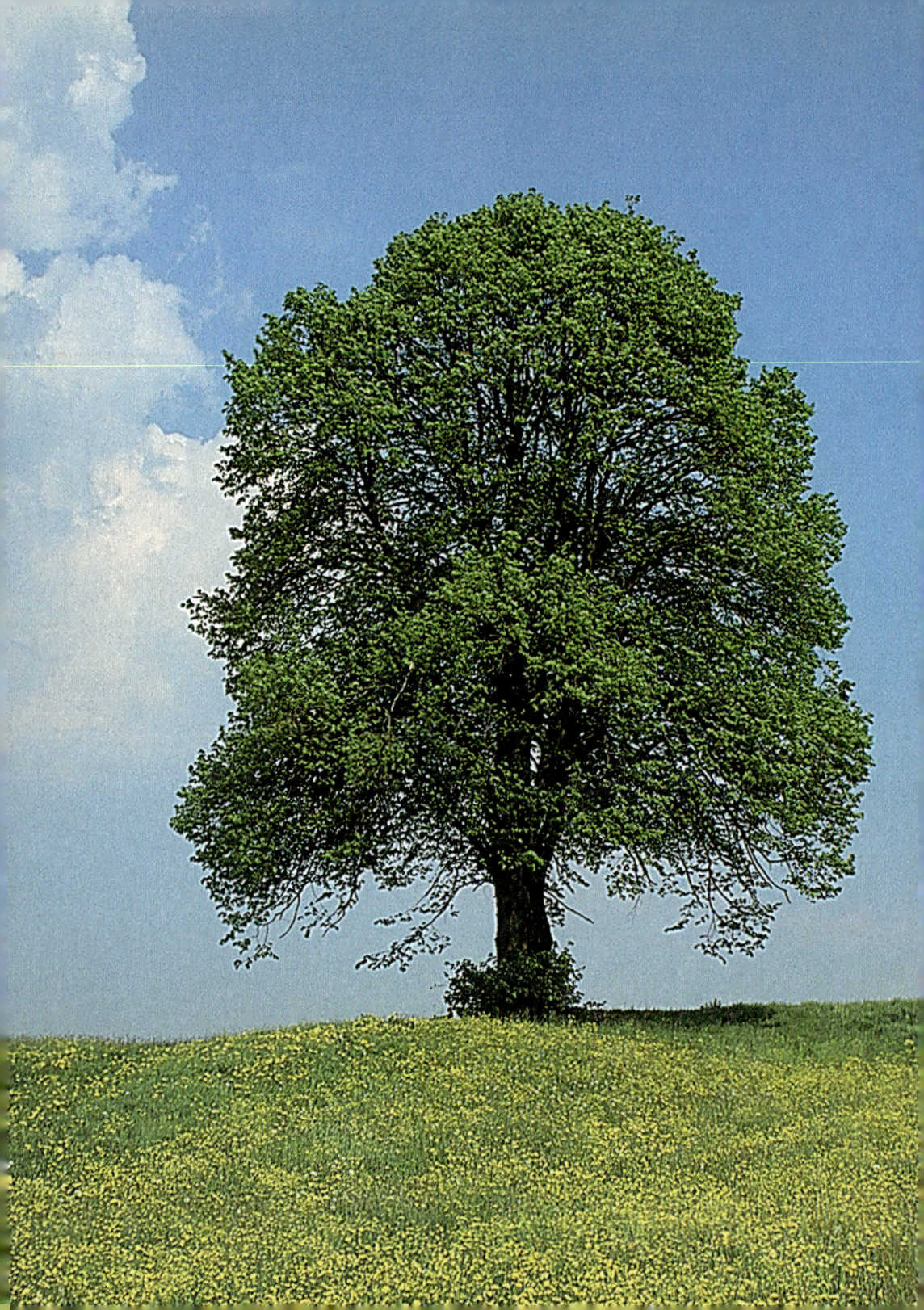

Prof. Dr. med. Hellmut Mehnert

Der Mensch ist so gesund
wie sein Stoffwechsel

Wie funktioniert der Stoffwechsel?

Richtige und falsche Ernährung

Wirksame Hilfe bei Diabetes, Gicht, Fettstoffwechselstörungen,
Vitaminmangel, Übergewicht und Magersucht

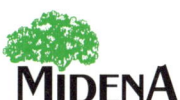

MIDENA

Der Autor: Prof. Dr. med. Hellmut Mehnert, Facharzt für innere Medizin, war lange Jahre Chefarzt und Ärztlicher Direktor des Krankenhauses München-Schwabing. Er ist Präsident der Deutschen Diabetes-Union, Geschäftsführender Vorstand der Forschergruppe Diabetes München, Ehrenmitglied der Deutschen Diabetes-Gesellschaft und der Deutschen Gesellschaft für Innere Medizin, Vorsitzender der Chefarztauswahlkommission der Bayerischen Krankenhaus-Gesellschaft und Delegierter der Bayerischen Landesärztekammer.

Hinweis: Die Inhalte des vorliegenden Ratgebers sind sorgfältig recherchiert und erarbeitet. Dennoch kann aus rechtlichen Gründen weder vom Autor noch vom Verlag eine Haftung oder Gewähr übernommen werden.

Es ist nicht gestattet, Abbildungen dieses Buches zu scannen, in PCs oder auf CDs zu speichern oder in PCs/Computern zu verändern oder einzeln oder zusammen mit anderen Bildvorlagen zu manipulieren, es sei denn mit schriftlicher Genehmigung des Verlages.

Die Deutsche Bibliothek - CIP-Einheitsaufnahme

Mehnert, Hellmut:
Der Mensch ist so gesund wie sein Stoffwechsel : wie funktioniert der Stoffwechsel? ; richtige und falsche Ernährung ; wirksame Hilfe bei Diabetes, Gicht, Fettstoffwechselstörungen, Vitaminmangel, Übergewicht und Magersucht / Hellmut Mehnert.
– Augsburg : Midena, 1999
ISBN 3-310-00546-1

Midena Verlag, Augsburg
© 1999 Weltbild Ratgeber Verlage GmbH & Co.KG
Alle Rechte vorbehalten

Redaktion: Franz Leipold
Grafik: Klaus Dursch, Fürth
Fotos: Mauritius/Grasser S. 9, –/Rosenfeld S. 26, –/Bergtold S. 32, –/Mac Brian S. 43, –/Pohlmann S. 59, 162, –/H. Blume S. 143; Tony Stone/Christel Rosenfeld S. 22, Bavaria/PP S. 57, –/Masterfile S. 61, –/Laemmerer S. 155, –/FPG S. 159
Umschlaggestaltung: S/L Kommunikation
Repro: Typework Layoutsatz & Grafik GmbH, Augsburg
Druck und Bindung: Offizin Andersen Nexö, Leipzig

Printed in Germany

ISBN 3-310-00546-1

Inhalt

Vorwort

Der Mensch ist so gesund wie sein Stoffwechsel. Ist diese Behauptung nicht reichlich übertrieben? Ich glaube, daß man sie angesichts folgender Überlegungen gelten lassen kann: Es gibt kein Krankheitsbild, das nicht in irgendeiner Weise eine Stoffwechselstörung im Gefolge hat. Natürlich ist dies am auffallendsten bei klassischen Stoffwechselkrankheiten wie bei der Gicht oder beim Diabetes. Andererseits bringt aber auch ein Knochenbruch Veränderungen im Knochenstoffwechsel mit sich. Sogar bei Geisteskrankheiten werden bestimmte Stoffwechselstörungen im Gehirn vermutet.

Wenn wir also davon ausgehen, daß unsere Gesundheit durch das Funktionieren unseres Stoffwechsels gewährleistet wird, dann müssen wir uns fragen lassen, ob nicht ein solches Buch, das für den Laien gedacht ist, ein laienverständlicher Querschnitt durch die gesamte Medizin sein müßte. Dies scheint die logische Konsequenz unserer Feststellung zu sein, der Mensch sei nun einmal so gesund wie sein Stoffwechsel. Andererseits würde es aber den Rahmen eines handlichen Buches sprengen und am Zweck der Darstellung vorbeigehen, wenn nun wirklich die gesamte Medizin abgehandelt würde.

Der Zweck dieses Buches soll vielmehr sein, dem Laien die Zusammenhänge zwischen Ernährung und Stoffwechsel zu erklären und anhand von typischen, ja klassischen Stoffwechselkrankheiten aufzuzeigen, welche Bedeutung der Stoffwechsel und die richtige Ernährung für den Menschen haben. Die Auswahl der für diese Darstellungsweise zweckmäßigsten Krankheitsbilder fiel nicht leicht. Dabei war eher das Weglassen ein Problem, als die Berücksichtigung unbestritten typischer Stoffwechselleiden.

München, im Sommer 1999
Hellmut Mehnert

Stoffwechsel und Ernährung

Was ist das eigentlich – »Stoffwechsel«?

Vor vielen Jahren hat der große Wissenschaftler Franz Knoop den Ausspruch getan, das Leben sei durch fortlaufende chemische Bewegung gekennzeichnet. Vielleicht gibt es keine treffendere Charakterisierung auch für das Wort Stoffwechsel als die »fortlaufende chemische Bewegung«. Gewiß ist das Leben nicht nur Stoffwechsel, aber ohne Stoffwechsel gäbe es kein Leben.

Verdauung und Stoffwechsel: Was wird aus einem Stück Brot?

Verfolgen wir an dem einfachsten Beispiel, nämlich am Genuß eines Stückes Brot, was wir unter Stoffwechsel zu verstehen haben. Der Mensch zerkleinert das stärkehaltige Brot, indem er es kaut und indem – in der Mundhöhle, im Magen und dann vor allem im Darm – bestimmte Biokatalysatoren (Enzyme) die Nahrung in Einzelbausteinchen (Moleküle) aufarbeiten. Nur von einer bestimmten Größenordnung an – also wenn die Moleküle oder Molekülverbände genügend klein aufgearbeitet sind   können diese Nahrungsbestandteile die Darmwand passieren. Diesen Vorgang nennt man Resorption.

Noch hat aber der eigentliche Stoffwechsel nicht begonnen. Er setzt dann ein, wenn die kleinsten Bestandteile des Brotes – in diesem Falle der durch die geschilderten Verdauungsprozesse ent-

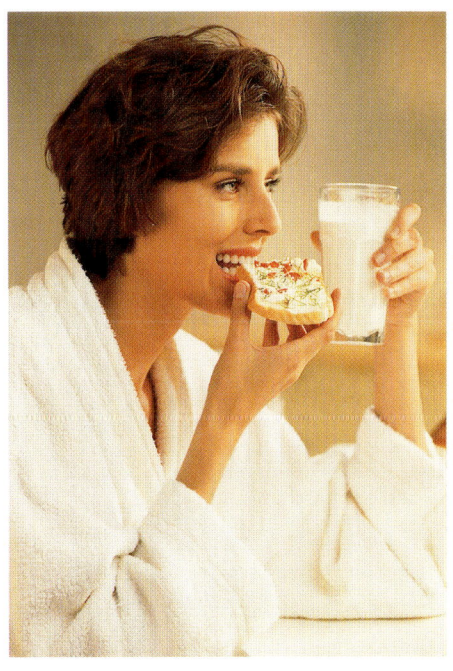

Bereits im Mund beginnt die Verdauung von Nahrungsbestandteilen.

9

standene Traubenzucker – über die Blutbahn an verschiedene Gewebe und Organe des Körpers gebracht wird. Der Zucker gelangt von den Blutgefäßen des Darmes, die die Moleküle zuerst aufgenommen haben, zunächst in die Leber; sie bezeichnen wir als das zentrale und wichtigste Stoffwechselorgan des Körpers. Hier beginnt nun wirklich der Stoffwechsel.

Die Leber ist das zentrale Stoffwechselorgan des Körpers.

Die Leber als Zuckerspeicher

Zunächst einmal kann die Leber den ihr angebotenen Traubenzucker frei passieren lassen und damit dem Stoffwechsel anderer Organe zuleiten. Die Leber ist ferner in der Lage, den Zucker als Leberstärke (Leberglykogen) zu speichern (»Baustoffwechsel«) und bei einem Bedarf des Körpers an Zucker – wie etwa bei körperlicher Arbeit – wieder in Traubenzucker zurückzuverwandeln und zu mobilisieren. Hier »wechselt« also ein »Stoff« in den anderen über. Das Wort »Stoffwechsel« findet seine erste Berechtigung.

Die Leber kann aber auch völlig anders verfahren. Zum Zwecke der Energiegewinnung kann der Traubenzucker in der Leber (wie auch in anderen Organen) durch bestimmte chemische Vorgänge gleichsam »verbrannt« (oxidiert) werden, wodurch Energie für Arbeitsleistung und Wärmebildung bereitgestellt wird. Man kann diesen Vorgang auch als »Betriebsstoffwechsel« bezeichnen. Den Aufbau von Stoffen durch andere Moleküle hingegen (also in unserem Beispiel Glykogen aus Traubenzucker) hatten wir eben als »Baustoffwechsel« kennengelernt.

Im Betriebsstoffwechsel wird die Nahrung in Energie umgesetzt, im Baustoffwechsel wird sie in körpereigene Stoffe umgewandelt.

Im Baustoffwechsel wird aus Zucker Fett

Eine weitere Möglichkeit, wie die Leber mit dem angebotenen Traubenzucker fertig wird, besteht in der Umwandlung des Zuckers in Fett. Hier tun wir uns schwer, wenn wir diesen Vorgang entweder dem Betriebsstoffwechsel oder dem Baustoffwechsel zuordnen wollen. Warum? Die Fettsäuren werden direkt aus den Traubenzuckermolekülen gebildet und dann mit einem Abbauprodukt des Traubenzuckers (Glyzerinphosphat) zu Neutralfetten umgebildet. Da diese sogenannten Triglyzeride im Fettgewebe des Menschen gelagert werden können, wäre dies einerseits ein Vorgang, der dem Baustoffwechsel zuzuordnen ist.

Andererseits sind es aber gerade die damit geschaffenen Fettreserven, die langfristig gesehen eine Versorgung des vorübergehend hungernden Körpers mit Energie ermöglichen. Das wäre nun wieder ein klassisches Beispiel für den Betriebsstoffwechsel. Eine strenge Trennung im physiologischen und biochemischen Sinne zwischen Bau- und Betriebsstoffwechsel ist also nicht immer möglich.

Im Betriebsstoffwechsel greift der Körper auch auf die Fettreserven zurück, wenn er Energie benötigt.

Wer ißt schon gerne trockenes Brot?

Nehmen wir an, unser Mensch, an dem wir den Begriff Stoffwechsel erklären wollen, hat ein Stück Brot mit Butter und Wurst gegessen. Bis zur Resorption passiert in etwa wieder das gleiche wie bei der alleinigen Zufuhr von Brot. Der Unterschied besteht nur darin, daß jetzt für die Verdauung von Eiweiß (Protein), das in der Wurst enthalten ist, und für Fett, das in der Butter (und in der Wurst) steckt, andere Enzyme zur Verdauung benötigt werden.

Die Einzelbestandteile des Eiweißes, die sogenannten Aminosäuren, fließen wiederum über die Darmgefäße zunächst der Leber zu. Hier dominiert nun in der Regel eindeutig der Baustoffwechsel. Aus den Aminosäuren baut die Leber unentbehrliches wichtiges Körpereiweiß auf, das in vielfältiger Form unser Leben bestimmt. Zwar können aus dem Darm resorbierte Aminosäuren auch bereits in der Schleimhaut des Darms zu Eiweißkörpern synthetisiert werden; bevorzugt findet die Proteinsynthese aber in der Leber statt.

Eiweiß entsteht aus Aminosäuren, die in der Leber wieder zu körpereigenem Eiweiß zusammengesetzt werden.

Um ein Beispiel für die Bedeutung der Proteinsynthese zu nennen, sei erwähnt, daß all die Enzyme, die regulierend in den Stoffwechsel eingreifen und die verschiedenen geschilderten Stoffwechselvorgänge (zum Beispiel den Aufbau von Traubenzucker zu Glykogen) überhaupt erst ermöglichen, aus Eiweiß bestehen, das der Körper selbst synthetisiert.

Eiweiß für den Notfall

In Notsituationen ist der Körper in der Lage, auf Eiweiß zurückzugreifen, um aus den einzelnen Aminosäuren Energie zu gewinnen. Dieses Verfahren geht aber zu Lasten des Baustoffwechsels, denn es wird wichtiges körpereigenes Eiweiß dafür herangezogen.

Wie wird Fett resorbiert?

Der Mechanismus der Fettresorption – um auf die Butter unseres Brotes zu kommen – ist ein wenig komplizierter. Fett kann zwar auch unter Umgehung der Leber in Form von Fetttröpfchen resorbiert werden und in den Kreislauf des Menschen gelangen. Dennoch leistet letztlich die Leber auch hier wieder »Veränderungsarbeiten«, d.h., sie bewerkstelligt den Stoffwechsel der Fette.

Wenn durch die »fortlaufenden chemischen Bewegungen« im Körper Stoffe verändert, umgebaut oder »verbrannt« (oxidiert) werden, sprechen wir von Stoffwechsel.

Je mehr Stoffwechselvorgänge im einzelnen erforscht worden sind, um so größer ist unsere Ehrfurcht vor der unerhörten Vielfalt der Lebensvorgänge. Wie gesagt: Leben ist nicht nur Stoffwechsel, aber ohne Stoffwechsel gäbe es kein Leben. Wenn wir dieses Grundprinzip akzeptiert haben, können wir uns nun an Einzelheiten wagen, um unser Verständnis zu vertiefen und damit auch die Erklärung für manche Erscheinungen bei den später zu besprechenden Stoffwechselkrankheiten zu finden.

Woraus besteht der menschliche Körper?

Wir müssen essen und trinken, um den Stoffwechsel in Gang und den Menschen am Leben zu halten. Hierfür sind die drei Grundnährstoffe Kohlenhydrate, Fett und Eiweiß, ferner die unentbehrlichen Vitamine und Mineralstoffe sowie Wasser erforderlich. Am wenigsten verständlich ist es für den Laien, daß der – wenn man solche Superlative überhaupt verwenden darf – wichtigste Stoff für das Leben das Wasser darstellt, in dem alle chemischen Prozesse ablaufen und das allein ca. 60 % des Gewichts bei erwachsenen Menschen ausmacht.

Wasser ist für den Ablauf aller Lebensprozesse der wichtigste Stoff.

Man nimmt an, daß bei einem 70 kg schweren Erwachsenen je ca. 17 % des Gewichts aus Fett und Eiweiß gebildet werden, während die Kohlenhydrate – ebenso wie das Kalzium (im Knochenkalk!) – nur ungefähr 1,5 % ausmachen. Der Körper kann nur ein Zehntel seines Wasserbestandes und etwa ein Drittel der Mineralstoffe entbehren.

Fett ist die größte Energiereserve des Körpers

Der Fettbestand des Körpers ist am ehesten mobilisierbar und stellt damit die größte Energiereserve dar. Während man vom zurückgewonnenen Traubenzucker des Leberglykogens den Energiebedarf – und damit die Fortführung des Lebens – nur Stunden bestreiten kann, ist ein längeres Überleben eines normalgewichtigen Menschen aufgrund der Mobilisierung der Fettreserven über Wochen möglich. Mit steigendem Lebensalter nimmt erfahrungsgemäß die Masse des Muskelgewebes ab, während sich die Fettpolster erhöhen. Dem kann durch eine vernünftige Ernährung und insbesondere durch regelmäßige körperliche Tätigkeit (Muskeltraining!) vorgebeugt werden.

Ein normalgewichtiger Mensch kann einige Wochen überleben, wenn er seine Fettreserven mobilisiert.

Es mag überraschen, daß die Muskulatur, das größte und im übrigen auch besonders stoffwechselaktive Organ, bei einem 70 kg schweren Menschen beinahe die Hälfte des Gewichtes ausmacht. Ein Siebentel wiegt das Fettgewebe, während auf die für das Übergewicht so oft verantwortlich gemachten »schweren Knochen« nur ein Zehntel des Körpergewichts entfällt. Die Knochenmasse unterliegt nur relativ geringen Schwankungen, und ein Übergewicht kann daher nicht mit einem schweren Knochenbau erklärt werden. Lebensnotwendige Gebilde wie die Schilddrüse oder die Nebennieren wiegen nur 20 g, und auch die Bauchspeicheldrüse nimmt sich mit 70 g gering aus gegen 4 kg Bindegewebe, 5,5 l Blut oder die großen Gewichtsmassen von Muskeln und Fett.

Übergewicht kann nicht auf die Knochenmasse geschoben werden; sie macht nur $^1/_{10}$ des Körpergewichts aus.

Enzyme, Hormone, Rezeptoren

Die schon erwähnten Enzyme sind Biokatalysatoren, lebensnotwendige Eiweißstoffe, mit deren Hilfe die verschiedenen Stoffwechselabläufe in Gang gesetzt werden bzw. ablaufen. Grundlage des Lebens ist ja ein geregelter Fluß solcher Stoffwechselbruchstücke (Metabolite) durch verschieden verlaufende Stoffwechselwege in der Körperzelle. Man darf davon ausgehen, daß der Stoffwechsel bei Bakterien, Pflanzen und beim Menschen prinzipiell über gleichartige Reaktionen abläuft.

Die verschiedenen Stoffwechselvorgänge werden durch Enzyme und Hormone erst möglich gemacht.

Unsere Körperzellen – kleine Fabriken mit Fließbändern

Der Stoffwechsel einer Zelle wurde einmal mit der Produktion einer Fabrik verglichen (Förster). Man kann sich vorstellen, daß an den Fließbändern (Reaktionsketten und Reaktionszyklen) die Arbeiter (Enzyme) die Werkstücke (Zwischenprodukte des Stoffwechsels) bearbeiten. Wenn der Absatz eines Produktes stockt, müssen vermehrt andere Produkte geschaffen werden, um die Bilanz des Betriebes in Ordnung zu halten. Bei Ausfall eines Fließbandes müssen

14

Fertigteile von außen zugeführt werden, wie wir es oben für den Baustoffwechsel und die Aminosäuren festgestellt haben. Vielleicht werden auch unfertige Produkte ausgeliefert, die dann in einer anderen Fabrikhalle neu bearbeitet werden müssen. Eine gute Koordination muß die einzelnen Fließbänder einer solchen Fabrik aufeinander abstimmen, um einen geordneten Betrieb zu ermöglichen. Andererseits darf die Schaltung aber nicht so rigide sein, daß eine »Anpassung an die Marktlage« nicht möglich ist.

Was sind Enzyme?

Die Regulation des Stoffwechsels erfolgt also mit Hilfe dieser Enzyme: Praktisch alle chemischen Abläufe in Zellen werden durch Enzyme katalysiert. Dem Körper stehen verschiedene Möglichkeiten zur Verfügung, die Steuerung des Stoffwechsels enzymatisch zu beeinflussen. Enzyme werden mitunter auch als Fermente bezeichnet, besonders wenn es sich um die Verdauungsfermente in Magen und Darm handelt, die bei der Aufspaltung der Nahrung eine so wesentliche Rolle spielen. Prinzipiell handelt es sich aber um die gleichen Eiweißsubstanzen mit ihren hochspezialisierten Aufgaben.

Enzyme sind Eiweißstoffe, die praktisch alle chemischen Abläufe in den Körperzellen in Gang setzen und regulieren.

Was sind Hormone?

Grundsätzlich von den Enzymen zu unterscheiden sind die Hormone. Im menschlichen Körper finden sich Organe, die – wie z.B. die Schilddrüse, die Hypophyse, die Nebenniere und bestimmte Teile der Bauchspeicheldruse – Hormone produzieren. Hormone sind Vermittlersubstanzen, gleichsam »Sendboten«, die aus den genannten Organen, den »endokrinen Drüsen«, direkt in die Blutbahn abgegeben werden. Für den Erfolg im Hinblick auf die gewünschte Reaktion am Zielorgan (z.B. an der Muskulatur oder an der Leber) benötigt das Hormon spezifische Rezeptoren, die an vielen Körperzellen nachgewiesen werden konnten. Diese Rezeptoren

Hormone sind »Botenstoffe«, die in speziellen Organen gebildet werden.

Die Rezeptoren der Zielorgane sind für die Wirkung der Hormone unentbehrlich.

können aus dem Angebot der im Blut zirkulierenden Hormone »ihr« Hormon erkennen und binden. Die Rezeptoren sind zumeist Bestandteil der Zellwände, können aber auch im Zellinneren vorkommen.

Durch drei weitere Faktoren wird bestimmt, welche Hormonmengen an den Zellen der Zielorgane wirksam sind:

Wichtige Faktoren für die Hormonwirkung

1. Die Hormonmenge wird durch die Ausschüttung aus der entsprechenden endokrinen Drüse (z.B. Schilddrüsenhormon aus der Schilddrüse) bemessen.
2. Die Art des Transportes im Blut spielt eine Rolle, da Stoffe, die gegen ein Hormon gerichtet sind, hier bremsend wirken können.
3. Die Art und die Geschwindigkeit des Hormonabbaus werden die Wirkung dieser Stoffe begrenzen.

Die wichtigsten Hormone des Menschen

Insulin und Glukagon sind Hormone der Bauchspeicheldrüse, die vor allem den Blutzuckergehalt regulieren.

Als wichtigste Hormone des Körpers spielen folgende Stoffe eine Rolle: Das **Insulin** ist von besonderer Bedeutung für viele aufbauende (anabole) Prozesse und wird im Zusammenhang mit dem Diabetes mellitus (Zuckerkrankheit) später besprochen. Ebenso wie das Insulin wird in der Bauchspeicheldrüse das **Glukagon** gebildet, das eine Art Gegenspieler des Insulins darstellt. So wirkt es blutzuckersteigernd, während das Insulin den Blutzucker senkt. Ebenfalls blutzuckersteigernd wirken die sogenannten **Katecholamine** (Adrenalin und Noradrenalin), die im Mark der Nebenniere gebildet werden. Die Stoffwechseleffekte kommen dabei auf z.T. andere Weise zustande als beim Glukagon. Das menschliche Wachstumshormon übt eine Reihe von Wirkungen auf verschiedene Gewebe wie Muskulatur, Fettgewebe und Leber aus. Hier handelt es sich um ein Hormon mit dem oben erwähnten typischen Langzeiteffekt.

Gut bekannt sind unter dem verallgemeinernden Namen **Cortison** jene Substanzen, die richtiger als Glukokortikoide bezeichnet werden. Diese Glukokortikoide, die auch als Medikamente eine überragende Rolle spielen, entfalten ihren Effekt vor allem auf die Synthese bestimmter Enzymgruppen. Besonders bekannt ist der abbauende (katabole) Effekt der Glukokortikoide, d. h. die Förderung der Zuckerneubildung (Glukoneogenese), z. B. aus Eiweiß.

Die **Schilddrüsenhormone** zeichnen sich durch eine Vielfalt von Wirkungen aus. Besonders auffällig ist die Erhöhung des Sauerstoffverbrauchs und der Wärmeproduktion, womit man früher indirekt die Funktion der Schilddrüse gemessen hat. Heutzutage kann man Schilddrüsenhormone direkt im Blut bestimmen. Erwähnt sei ferner die Anregung der Biosynthese vieler Enzyme und Proteine durch das Schilddrüsenhormon **Thyroxin**.

Die Hormone der Schilddrüse steuern den Sauerstoffverbrauch und die Wärmeproduktion und beeinflussen u.a. die körperliche Entwicklung.

Vielen endokrinen Drüsen übergeordnet sind die Hormone der Hypophyse (Hirnanhangsdrüse) und des sogenannten Hypothalamus. So erfolgt z. B. eine Steuerung der Cortisolausschüttung der Nebennierenrinde durch das hypophysäre Corticotropin (ACTH). Eine Unzahl weiterer, z. T. ebenfalls wichtiger Hormone – wie beispielsweise die Geschlechtshormone – kann hier nicht besprochen werden.

Energie: Gewinn, Speicherung, Verbrauch

Der Organismus benötigt Nahrung, um seinen Brennstoffbedarf zu decken. Wie schon erwähnt, hat es sich aus praktischen Gründen bewährt, zwischen Betriebsstoffwechsel und Baustoffwechsel zu unterscheiden, auch wenn eine strenge Trennung im eigentlichen Sinne nicht möglich ist. Der Betriebsstoffwechsel erfordert Brennstoff für die Arbeitsleistung und für die Bildung von Wärme, während der Baustoffwechsel der Erhaltung und dem Aufbau von Körpersubstanz dient. Die drei Grundnährstoffe Kohlenhydrate, Fett und Eiweiß können einander dabei in verschiedener, jedoch nicht in jeder Hinsicht vertreten.

Kohlenhydrate, Fett und Eiweiß liefern die für den Betriebsstoffwechsel notwendige Energie.

Stoffwechsel – der Mensch als Maschine

25% der Nahrungsenergie können in mechanische Arbeit umgesetzt werden.

Die für den Stoffwechselablauf unentbehrliche Energie wird aus dem Sammelbecken der sogenannten energiereichen Phosphate durch die wichtigsten energiebringenden biochemischen Reaktionen des Körpers unterhalten. Chemisch gebundene Energie der Nahrung wird durch die biologische Oxidation auf jene energiereichen Phosphate (ATP) übertragen. Wolfram betont, daß bei der Umsetzung von chemischer Energie in mechanische Energie die »Maschine Mensch« einen vergleichsweise hohen Wirkungsgrad aufweist. Wohl wird der größte Teil der Energie als Wärme abgegeben, immerhin kann der Mensch aber etwa 25 % der Nahrungsenergie in mechanische Arbeit umsetzen. Der Wirkungsgrad ist demzufolge wesentlich höher als der einer Dampfmaschine.

Beispiel: der Mensch als Herd

Wenn man will, kann man sich die »Maschine Mensch« auch als Herd vorstellen (ebenfalls kein sehr schmeichelhaftes Beispiel), auf dem mit Hilfe von verbranntem Holz und Kohle eine Suppe warm gemacht wird. Der Verbrennungsprozeß und die Erzeugung von Wärme entsprächen dann dem Betriebsstoffwechsel. Das Beispiel träfe auch auf die Veränderung der zum Kochen aufgestellten Mahlzeiten zu, so wie im menschlichen Stoffwechsel ja ebenfalls durch Vorgänge des Betriebsstoffwechsels die zugeführten Nährstoffe verändert werden.

Energie und Wärme

10 % der umsetzbaren Energie benötigt der Mensch für mechanische Arbeit wie das Funktionieren von Herz und Lunge (Atmung). Mehr als 90 % müssen für den Baustoffwechsel und andere Aufgaben

verwendet werden. Bei normalen Außentemperaturen bedarf es nur einer geringen Muskeltätigkeit, um genügend Wärme für eine konstante Körpertemperatur zu erzeugen. Die Temperaturkonstanz ist entscheidend wichtig, da schon kleine Schwankungen um wenige Grade genügen, den Menschen in seiner Gesundheit ernsthaft zu gefährden (Unterkühlung bzw. Fieber). Bei vermehrter körperlicher Arbeit wird der Überschuß an Wärme nach außen abgegeben, z. B. mit Hilfe der Verdunstungswärme von Wasser durch Schwitzen.

Eine konstante Körpertemperatur ist für die Gesundheit entscheidend.

Energiegehalt unserer Nahrung

Die verschiedenen Nährstoffe haben einen unterschiedlichen Energiegehalt, der in Kilokalorien (kurz: Kalorien) oder neuerdings auch in Kilojoule gemessen wird (1 Kilokalorie entspricht 4,184 Kilojoule). Wichtig ist zu wissen, daß 1 g Kohlenhydrat oder 1 g Eiweiß nicht einmal halb soviel Energie liefern können wie 1 g Fett. Der in seinem Kaloriengehalt oft unterschätzte Alkohol ist in der Mitte angesiedelt (siehe unten).

Fett liefert doppelt so viel Energie wie Eiweiß und Kohlenhydrate.

Gesetz der Erhaltung der Energie

Es ist das Verdienst Rubners, durch Bilanzversuche entdeckt zu haben, daß das von Meyer und von Helmholtz entdeckte »Gesetz der Erhaltung der Energie« auch für Lebewesen und insbesondere für den Menschen voll gültig ist. Physikalisch gesehen ist der menschliche Körper ein »offenes System«, d. h. zur Aufrechterhaltung seines Zustandes ist ein dauernder Energiezufluß notwendig. Die Energie bezieht der Mensch aus der Nahrung.

Nicht verwunderlich ist, daß auch bei absoluter Ruhe ein Energieumsatz, der sogenannte Grundumsatz, besteht. Schließlich

Auch in Ruhe besteht ein Energieumsatz, der sich nach Geschlecht, Alter und Körperbau richtet.

muß ja z. B. Herzarbeit geleistet und die Atemmuskulatur bewegt werden. Der Grundumsatz des Erwachsenen liegt im Mittel bei 1.600 Kalorien pro Tag, ist jedoch stark abhängig von Geschlecht, Alter und Körperoberfläche. Ganz besonders wird der Grundumsatz modifiziert durch die schon erwähnten Schilddrüsenhormone, deren Überproduktion eine starke Grundumsatzerhöhung mit sich bringt. Der hohe Anteil des Gehirns am Grundumsatz (25 %!) ist bemerkenswert, wenn man sich überlegt, daß sein Gewicht nur einen Bruchteil des Körpergewichts ausmacht.

Der Leistungszuwachs über den Grundumsatz hinaus ist der folgenden Tabelle zu entnehmen. Einen besonders starken Leistungszuwachs bedingen die verschiedenen sportlichen Betätigungen; so haben beispielsweise Ringer einen Energieverbrauch von 900 Kalorien pro Stunde!

Energieverbrauch eines 70 kg schweren Mannes bei verschiedenen Tätigkeiten (nach Bäßler, Fekl, Lang)	
Aktivität	**Kalorien / Stunde**
Schlaf	65
Wachzustand, ruhig liegend	77
Ruhig sitzend	100
An- und Auskleiden	118
Schnelles Schreibmaschinenschreiben	140
Spazierengehen	200
Holzstämme sägen	480
Treppen steigen	1100

Den Kalorienverbrauch (Tagesumsatz) bei verschiedenen Berufsgruppen zeigt die nachfolgende Tabelle. Zusätzlicher Energiebedarf entsteht natürlich auch durch niedrige Umgebungstemperaturen; so ist beispielsweise die Überlebenszeit von Schiffbrüchigen entscheidend von der Wassertemperatur abhängig.

| Energieverbrauch (pro Tag) verschiedener Berufsgruppen (nach Bäßler, Fekl, Lang) ||
Aktivität	Kalorien
Vorwiegend sitzende Beschäftigung (Schriftsteller, Kaufmann, Beamter)	2200 bis 2400
Leichte Muskelarbeit, vorwiegend im Sitzen, auch teilweises Gehen und Sprechen (Lehrer, Schneider)	2600 bis 2800
Mäßige Muskelarbeit (Briefträger, Schuhmacher)	ca. 3000
Stärkere Muskelarbeit (Metallarbeit, Maler)	3400 bis 3600
Schwerarbeiter	4000 und mehr
Schwerstarbeiter	5000 und mehr

Bei einer vorwiegend sitzenden Tätigkeit liegt der Energieverbrauch nur wenig über dem Grundumsatz (im Mittel 1600 Kalorien).

Kohlenhydrate

Kohlenhydrate, die der Mensch für seine Ernährung benötigt, werden in erster Linie mit pflanzlichen Stoffen aufgenommen. Hier handelt es sich vorwiegend um zucker- und stärkehaltige Produkte wie Brot, Mehl, Nährmittel, Kartoffeln, Obst und Gemüse. In Fleischwaren sind nur unbedeutende Mengen an Kohlenhydraten in Form des bereits erwähnten Glykogens vorhanden. Für den Säugling besonders wichtig ist der Gehalt an Milchzucker in der Milch, das erste Kohlenhydrat, das dem Menschen in seinem Leben zugeführt wird. Glukose (Traubenzucker), Fruktose (Fruchtzucker) und

Kohlenhydrate bestehen aus Einfach- und Mehrfachzuckern und sind vor allem in pflanzlichen Nahrungsmitteln enthalten.

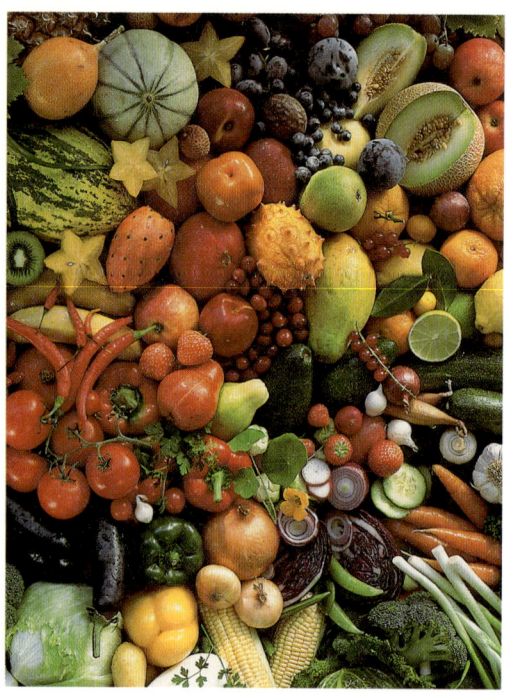

Obst und Gemüse liefern wertvolle Kohlenhydrate.

Galaktose (ein Bestandteil des Milchzuckers) sind die wichtigsten einfachen Kohlenhydrate und werden als Zucker im engeren Sinne bezeichnet. Hinzu kommen die Zweifachzucker Saccharose (Rohrzucker oder Kochzucker), Maltose (Malzzucker) und die schon erwähnte Laktose (Milchzucker). Zweifachzucker bestehen aus zwei Molekülen von Einfachzuckern; so enthält z. B. ein Molekül Saccharose je ein Molekül Glukose und Fruktose. Der Mensch kann wenig Kohlenhydrate speichern. Hierfür kommt eine Menge von 300 bis 400 g Leberglykogen in Betracht, die nach 18 Stunden Hungern vollständig als Traubenzucker freigesetzt sind. Zu diesem Zeitpunkt muß Glukose durch die Gluconeogenese (Traubenzuckerneubildung) aus verschiedenen Vorstufen bereitgestellt werden. Besonders nachteilig ist, wenn dieser katabole Prozeß die Eiweißreserven des Körpers angreift, da auf diese Weise wertvolle Proteine eingeschmolzen werden.

Zucker in der Nahrung

Die Nahrung des Menschen enthält vor allem – und dies zumeist zuviel! – Saccharose, ferner Laktose, wenig Maltose und vor allem das Polysaccharid Stärke und das ähnlich aufgebaute Glykogen. Die erwähnten Einfachzucker finden sich als Trauben- und Fruchtzucker besonders im Obst.

Ballaststoffe können nicht verdaut werden, sind aber wichtig für eine gute Darmfunktion.

Bestimmte sogenannte Polysaccharide wie z. B. Zellulose sind Bestandteile pflanzlicher Zellen und können vom Menschen nicht verdaut werden. Sie sind aber als Ballaststoffe für die Funktion des Magen-Darm-Traktes durchaus von Bedeutung.

Verdauung von Kohlenhydraten

Kohlenhydrate werden z. T. bereits durch ein Ferment (Enzym) des Speichels, Amylase genannt, im Mund verdaut, oder anders formuliert: Die Stärkespaltung beginnt in der Mundhöhle. Wichtiger für die Kohlenhydratverdauung ist aber die Absonderung einer Amylase der Bauchspeicheldrüse, eines Organs, das ja beim Menschen eine mehrfache Funktion erfüllt: In bestimmten Zellen wird das nur in die Blutbahn abgesonderte Hormon Insulin (sowie das Glukagon) gebildet, während der Bauchspeichel (u. a. mit der Amylase) dazu dient, die zugeführten Nährstoffe abzubauen. Die Spaltprodukte der Kohlenhydrate werden schließlich durch spezielle Fermente, die an der Oberfläche der Darmzellen sitzen, gespalten, so daß die Aufnahme in Form von Einfachzuckern (Monosacchariden) erfolgt.

Kohlenhydrate werden durch Enzyme der Mundhöhle, der Bauchspeicheldrüse und des Darmes gespalten und in Form einfacher Zucker ins Blut aufgenommen.

Kohlenhydrate – wichtig für die Ernährung

Kohlenhydrate haben für unsere Ernährung eine entscheidende Bedeutung, da sie sowohl Energieträger als auch Bestandteile des Baustoffwechsels sind. Ersatzweise kann Traubenzucker durch enzymatische Prozesse im Körper aus Aminosäuren, Glyzerin und Milchsäure gebildet werden, jedoch nicht aus Fettsäuren. Umgekehrt hatten wir gehört, daß aber sehr wohl Fettsäuren aus Traubenzucker entstehen können (siehe Seite 11).

Ernährung ohne Kohlenhydrate?

Eine kohlenhydratfreie Ernährung ist abzulehnen, auch wenn sie immer wieder – insbesondere bei Fastenkuren – empfohlen wird. Als Folge einer solchen Fehlernährung kommt es zur Unterzuckerung und Übersäuerung des Organismus. Im übrigen muß der Körper in jedem Falle Traubenzucker zur Verfügung haben, um bestimmte Gewebe und Zellen des Körpers – Gehirn, Nerven, Blutzellen – mit dem lebensnotwendigen Brennstoff zu versorgen. Der Organismus ist ohne Kohlenhydratzufuhr gezwungen, den bereits oben als ungünstigen Weg beschriebenen Pfad der Glukoneogenese (Einschmelzung von Eiweiß) zu beschreiten. Wie an einem Beispiel eingangs dieses Buches geschildert wurde, werden die mit der Nahrung aufgenommenen Kohlenhydrate vorwiegend als Traubenzucker zur Leber transportiert und dort als Glykogen gespeichert, zu Fett verwandelt, zu Wasser und Kohlensäure verbrannt oder nach freier Leberpassage unverändert als Traubenzucker im Blut weitergegeben.

Eine Ernährung ohne Kohlenhydrate ist nicht zu empfehlen.

Traubenzucker in der Blutbahn

Auch die Muskulatur bezieht ihre Energie außer aus Fettsäuren aus Zucker, wovon Sportler durch Zuckereinnahme vor dem Wettkampf unmittelbar Gebrauch machen. Wenn die Traubenzuckerkonzentration im Blut einen Wert von 160 bis 180 mg/dl (= mg%) überschreitet, wird Zucker im Urin ausgeschieden. Dies ist ein charakteristisches Merkmal für das Vorliegen eines Diabetes mellitus (Zuckerkrankheit). Die Blutzuckerkonzentration sollte nicht unter 50 mg/dl absinken, da es sonst zu Mattigkeit, Zittern, Schweißausbruch und schließlich zu Bewußtlosigkeit und Krämpfen kommen kann. Wie wir hörten, wirken verschiedene Hormone – wie Glukagon, Adrenalin und Cortisol – diesem Zustand entgegen, indem sie den Reservezucker der Leber, also das Glykogen, mobilisieren oder Zucker neu bilden (Glukoneogenese). Fruchtzucker und spezielle sogenannte Zuckeralkohole (die aber mit Alkohol im eigentlichen Sinne nur chemisch etwas zu tun haben), wie z. B. Xylit und Sorbit, spielen in der Ernährung des Diabetikers eine gewisse Rolle (siehe Seite 127).

Sinkt die Blutzuckerkonzentration unter einen kritischen Wert, kann es zu Mattigkeit, Krämpfen und Bewußtlosigkeit kommen.

Macht Zucker krank?

Zucker (Saccharose, Rohrzucker) steht seit jeher im Brennpunkt ernährungsphysiologischer Diskussionen. Man hat dabei den Eindruck, als ob es sich bei den Diskutanden oft um Ideologen reinsten Wassers handelte. Die einen machen den Zucker für alle möglichen Krankheiten wie Krebs, Multiple Sklerose und Diabetes mellitus verantwortlich, während die anderen auf den bedeutenden energieliefernden Anteil des Zuckers schwören. Die Wahrheit liegt in der Mitte. Nachweisbar verantwortlich ist der Zucker nur – aber immerhin! – für die Zahnfäule (Karies). Andererseits kann man aber dem Zucker keinen besonderen ernährungsphysiologischen Wert beimessen, da mit ihm nur »leere Kalorien« – also keine wichtigen Nährstoffe oder Vitamine – zugeführt werden und ein Exzeßkonsum sicherlich dem Entstehen der nachteiligen Fettsucht Vorschub leistet. Zucker ist also beileibe kein »Gift«, andererseits aber auch kein besonders zu empfehlendes Nahrungsmittel.

Ein hoher Zuckerkonsum kann Übergewicht begünstigen.

Ballaststoffe – Hilfe für den Darm

Die bereits erwähnten Ballaststoffe werden in der Ernährung des Menschen sicherlich noch zu wenig berücksichtigt. Es handelt sich dabei um Polysaccharide wie Zellulose, Pektin, Guar u. ä., welche die Aufnahme der Nahrung aus dem Darm etwas verzögern und einer Verstopfung (Obstipation) vorbeugen können.

Ballaststoffe fördern die Darmfunktion und können einer Verstopfung vorbeugen.

Der Anteil der Kohlenhydrate an der Gesamtkalorienmenge sollte um 50 % betragen. Schon hier sei erwähnt, daß der Fettanteil zwischen 30 und 35 % und der Eiweißanteil zwischen 15 und 20 % liegen soll. Diese Forderung gilt interessanterweise ebenso für stoffwechselgesunde Personen wie für Diabetiker. Eine noch stärkere Betonung des Kohlenhydratanteils in der Kost wäre zwar wünschenswert, wird aber aus Gründen des Wohlgeschmacks von vielen Menschen nicht befolgt.

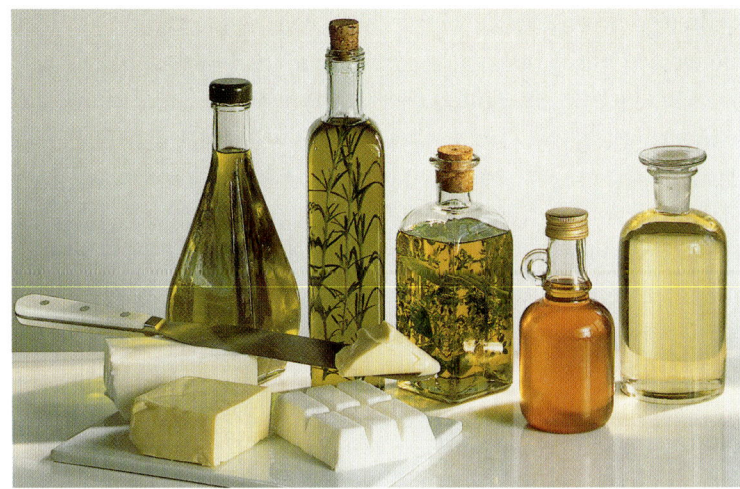

Fett enthält von allen Nährstoffen die meisten Kalorien.

Fette

Das Nahrungsfett ist ein besonders wichtiger Kalorienträger und dient als Lösungsmittel der Vitamine A, D, E und K (siehe Seite 34); außerdem enthält es essentielle, also unentbehrliche Fettsäuren. Als wichtigste fetthaltige Nahrungsmittel sind Butter, Schmalz, Margarine, Speck und Öl anzusehen. Weiterhin gibt es praktisch kein tierisches Eiweiß, das in Lebensmitteln nicht zusammen mit Fett vorkommt. Das Fett in der Nahrung besteht beinahe zu 100 % aus sogenannten Neutralfetten, die wir bereits als Triglyceride kennenlernten. Der winzige Rest sind wichtige Lipoide wie Phosphatide, Carotinoide und Cholesterin. Bestimmte Fettsäuren haben Vitamincharakter und müssen mit der Nahrung zugeführt werden.

Wichtige Fettsäuren, die mit der Nahrung zugeführt werden müssen:
• Arachidonsäure
• Linolsäure
• Linolensäure

Fettverdauung – kompliziert, aber effizient

Offenbar beginnt die Verdauung der Fette bereits mit einem Lipase genannten Ferment in der Mundhöhle. Generell muß Fett vor der Resorption in eine fein verteilte Form überführt werden, da die fettspaltenden Fermente, die Lipasen, nur von der wäßrigen Phase her die wasserunlöslichen Fetttröpfchen erreichen können. Insbesondere die Gallensäuren dienen hierbei als eine Art Emulgatoren. Im Dünndarm erfolgt die Spaltung der Triglyceride durch die Lipase des Bauchspeichels. Die Resorption der Fette erfolgt entweder in molekularer Form oder als Mikrofetttröpfchen. So wird in den Darmzellen eine erneute Synthese der Fettbestandteile, die vorher gespalten worden waren, zu Triglyceriden durchgeführt: Diese werden über die Lymphbahn in das Blut transportiert. Man nennt sie Chylomikronen. Die mit diesen Chylomikronen in den Kreislauf gelangten Triglyceride werden rasch von den Körpergeweben aufgenommen.

Die Fettverdauung erfolgt hauptsächlich im Darm, die Weiterverarbeitung der Fette in der Leber.

Der Stoffwechsel der Fette im Organismus ist sehr kompliziert. Die Leber hat eine zentrale Stellung im Fettstoffwechsel. Dort werden im wesentlichen auch die Eiweißkomponenten der Lipoproteine (wichtige Fett-Eiweiß-Verbindungen) synthetisiert. Hierauf wird später im Kapitel »Fettstoffwechselstörungen« (siehe Seite 86 ff.) näher eingegangen werden.

Fett sollte höchstens 30–35% der Nahrung ausmachen.

Wofür braucht der Körper Cholesterin?

Diese fettähnliche Substanz hat im Körper wichtige Aufgaben:
• Sie ist Bestandteil von Zellmembranen
• Sie dient als Ausgangssubstanz für die Synthese verschiedener Hormone.

Täglich werden etwa 500 mg Cholesterin mit der Nahrung zugeführt. Die im Körper gebildete Menge von Cholesterin erreicht das Doppelte. Obwohl die körpereigene Produktion bei vermehrter Cholesterinzufuhr gedrosselt wird, kommt es nicht zu einem vollkommenen Ausgleich. Dies ist praktisch bedeutsam, weil Menschen mit einem krankhaft erhöhten Blutcholesterinspiegel unbedingt darauf achten müssen, die Zufuhr von Cholesterin über die Nahrung stark zu verringern (siehe Seite 94 ff.).

Ist der Cholesterinspiegel im Blut krankhaft erhöht, müssen Sie die Zufuhr von Cholesterin über die Nahrung stark einschränken.

Eiweiß

Eiweiß besteht aus Aminosäuren, die mit der Nahrung zugeführt werden müssen.

Eiweiß, auch Protein genannt, ist aus Aminosäuren aufgebaut. Dem Organismus sind allerdings für die Synthese von Aminosäuren Grenzen gesetzt. Es gibt sogenannte essentielle Aminosäuren, die im Körper nicht gebildet werden können; das bedeutet, der Mensch ist auf deren Zufuhr von außen unter allen Umständen angewiesen.

Wieviel Eiweiß benötigt der Mensch?

Eiweiß sollte 15 – 20 % der Nahrung ausmachen.

Tierisches Eiweiß enthält im Vergleich zu pflanzlichem Eiweiß mehr essentielle Aminosäuren und sollte deswegen bevorzugt werden. In erster Linie trifft dies auf Fleisch, Milchprodukte, Eier und Fisch zu. Als Faustregel gilt, daß 1 g Eiweiß pro kg Körpergewicht zugeführt werden sollte. Schwangere, Kinder, Jugendliche und ältere Menschen benötigen meist größere Mengen an Eiweiß.

Eiweißverdauung

Wichtige Eiweißlieferanten sind Fleisch, Milchprodukte, Eier, Fisch und Gemüse.

Die zugeführten Proteine werden bei der Verdauung zu sogenannten Oligopeptiden (Eiweißbruchstücken) und Aminosäuren aufgespalten und resorbiert. Aus dem Darm resorbierte Aminosäuren werden z. T. bereits in den Darmzellen selbst wieder zu Eiweißkörpern synthetisiert. Die meisten Aminosäuren gelangen jedoch in die Blutbahn und werden bei Bedarf in der Leber zu den jeweils erforderlichen körpereigenen Proteinen zusammengesetzt. Während ein Mangel an Kohlenhydraten und Fett sich im wesentlichen als Kalorienmangel bemerkbar macht und zur Magersucht führt, entsteht bei Eiweißmangelernährung, auch bei ausreichender Kalorienzufuhr, ein schwerwiegendes Krankheitsbild mit erheblichen Schäden – eine Folge des Abbaus von körpereigenem Eiweiß.

Was versteht man unter biologischer Wertigkeit?

Die Angaben zur biologischen Wertigkeit verschiedener Eiweiß-sorten sind recht unterschiedlich. Wenn auch in der Regel den tierischen Proteinen der Vorzug zu geben ist, lassen sich durch Kombinationen pflanzlicher Proteine untereinander oder auch mit tierischen Eiweißkörpern deutliche Besserungen der biologischen Wertigkeit erzielen. Die biologische Wertigkeit ist um so höher, je weniger Eiweiß man benötigt, um den Eiweißbedarf eines Menschen zu decken.

Je weniger Eiweiß man für den Bedarf braucht, desto höher ist die biologische Wertigkeit.

Alkohol

Es mag verwundern, daß im Zusammenhang mit den lebensnot-wendigen Nährstoffen Kohlenhydrate, Fett und Eiweiß ein weiterer Stoff an dieser Stelle Berücksichtigung findet, der als Kalorienträger, als Genußmittel und gleichzeitig als Verursacher vieler Krankheiten eingestuft werden muß: der Alkohol. Sein Verbrauch macht bei erwachsenen Männern in der Bundesrepublik Deutschland 13 % der Energiezufuhr aus und entspricht damit beinahe der gewünschten Kalorienmenge, die der Mensch sich in Form von Eiweiß zuführen sollte. 1 g Alkohol hat einen Brennwert von ca. 7 Kalorien; ebenso wie reiner Zucker ist Alkohol ein »leerer« Energieträger, der keine wichtigen Nährstoffe oder Vitamine aufweist. Es steht außer Zweifel, daß die zusätzlich eingenommenen Alkoholkalorien wesentlich zur Übergewichtigkeit beitragen. Den Alkoholgehalt bestimmter Getränke können Sie aus der Tabelle auf der nächsten Seite entnehmen.

Alkohol wird rasch resorbiert – langsamer im Magen und wesentlich schneller im Dünndarm. Resorptionsverzögerungen ergeben sich bei starkem Rauchen, was aber nicht bedeutet, daß letztlich

Vorsicht: Alkoholgenuß kann zu Übergewicht und anderen ernsten Erkrankungen führen.

Alkoholgehalt verschiedener Getränke (nach Wolfram)		
	Volumenprozent (Vol%)	Gewichtprozent (g/100 ml)
Lagerbier	4,0–6,0	3,2–4,8
Starkbier	5,0–8,3	4,0–6,7
Weißwein	10,5–11,8	8,5–9,5
Rotwein	10,5–13,0	8,5–10,5
Likör	20	16
Branntwein	32	26
Doppelkorn	40	33
Whisky	43	36
Rum	54	46

nicht doch der gesamte Alkohol – wenn auch verlangsamt – in den Körper gelangt. Konzentrierte Alkoholika werden rascher resorbiert als weniger konzentrierte Getränke.

Je höher der Alkoholgehalt ist, desto rascher wird das Getränk resorbiert.

Nach einer Mahlzeit – insbesondere nach einer fettreichen, voluminösen Mahlzeit – wird eine höhere Alkoholdosis momentan besser vertragen. Auch dies beruht auf der Verzögerung der Aufnahmegeschwindigkeit, wobei letztlich doch der größte Teil resorbiert wird. Eine gewisse Abschwächung kann allerdings dadurch eintreten, daß es zu einer Verbindung von Alkohol mit Aminosäuren kommt: dabei ergibt sich ein »Resorptionsdefizit« bei der Alkoholaufnahme.

Was passiert im Organismus mit dem Alkohol?

30–60 Minuten nach der Aufnahme ist die Alkoholkonzentration im Blut am höchsten.

Der Alkohol wird, wie die anderen Nährstoffe, vom Darm aus durch den Blutstrom an die verschiedenen Organe und Gewebe herangeführt. 30 bis 60 Minuten nach dem Trinken ist im allgemeinen die höchste Alkoholkonzentration im Blut erreicht. Die Elimination des Alkohols beginnt sofort nach der Zufuhr. Nur geringe Mengen werden unverändert durch die Nieren (0,5 bis 2 %), durch die Lungen (ca. 5 %) oder durch die Haut (ebenfalls ca. 5 %) ausgeschieden. Der größte Teil des Alkohols wird dem Stoffwechsel der Leber zugeführt. Der Abbau vollzieht sich in drei verschiedenen Schritten, auf die hier nicht näher eingegangen werden soll.

Alkohol schwächt den Organismus

Aus naheliegenden Gründen sind die gefährlichen und weniger gefährlichen Blutalkoholspiegel den meisten Menschen bekannt. Schon nach der Einnahme von 15 bis 20 g Alkohol (etwa $1/_2$ l Bier) werden die Reaktionszeit auf optische Reize, die Anpassung an die Dunkelheit und das Sehen im Sinne der Tiefenschärfe nachteilig beeinflußt. Die tödlichen Blutalkoholkonzentrationen liegen bei 5 bis 8 ‰ (Promille).

Verheerende Folgen von Alkoholmißbrauch

Verheerend sind die Folgen der chronischen Wirkungen des Alkohols für die Volksgesundheit. In den alten Bundesländern rechnet man mit 1,5 Millionen Alkoholikern. Die gesundheitlichen Schäden, insbesondere auf dem Gebiet der inneren Medizin, sind bekannt: Alkoholfettleber, Alkoholhepatitis, alkoholische Leberzirrhose, Magen-Darm-Erkrankungen, Herzmuskelerkrankungen, Blutbildstörungen, Fettstoffwechselstörungen, Förderung der Fettsucht, Muskelerkrankungen und besonders auch die zunehmenden Erkrankungen der Bauchspeicheldrüse infolge Alkohols.

Alkoholmißbrauch ist nicht nur für viele körperliche Erkrankungen verantwortlich, sondern auch für zahlreiche seelische Störungen.

Darüber hinaus beeindrucken aber die schrecklichen Folgebilder auf psychiatrischem und neurologischem Gebiet, bei denen alle Varianten von seelischen Störungen und Nervenerkrankungen die Folge sein können. Besonders traurig ist die sogenannte Alkoholembryopathie, d.h. die Mißbildung von Kindern während der Schwangerschaft von Alkoholikerinnen. Mindestens 3.000 Neu-

Ein Schoppen Wein pro Tag erhöht bei Frauen bereits das Risiko einer Leberzirrhose.

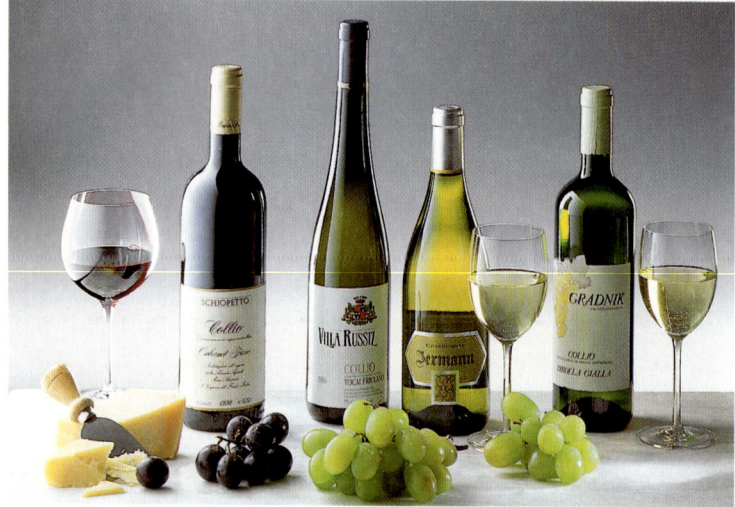

geborene im Jahr haben in den alten Bundesländern aus diesem Grunde Mißbildungen. Interessant sind französische Untersuchungen, die ergeben haben, daß ein Alkoholkonsum von nur 20 g pro Tag – das entspricht etwa einem Schoppen (knapp $\frac{1}{4}$ Liter) Wein – bei Frauen ein erhöhtes Risiko für das Auftreten einer Leberschrumpfung (Leberzirrhose) bedeutet, während von Männern eine dreimal größere Menge vertragen wird. Für diesen Geschlechtsunterschied im Hinblick auf die Verträglichkeit des Genußmittels gibt es keine hinreichende Begründung.

Wie soll man es mit dem Alkohol halten?

Weniger ist besser als viel! Nichts ist besser als wenig!

Natürlich liegt es angesichts der geschilderten Folgen nahe, einem totalen Alkoholverbot das Wort zu reden. Negative Erfahrungen mit solchen staatlich verordneten Maßnahmen haben aber bekanntlich – wie das Beispiel in den USA (Prohibition) zeigte – keinen wesentlichen Erfolg gehabt. Auch muß man bei aller Wertschätzung wissenschaftlicher medizinischer Untersuchungen abwägen, ob kleine Mengen Alkohol nicht vielen Menschen soviel Lebensqualität bringen, daß man einen beschränkten Alkoholkonsum auch ärztlicherseits gestatten darf.

Um nicht mißverstanden zu werden: Es ist Unsinn, wenn kleine Alkoholmengen sogar als nützlich für die Gesundheit bezeichnet werden (selbst wenn immer wieder auf durchblutungsfördernde und z. T. blutfettsenkende Effekte solcher kleiner Dosen hingewiesen wird). Kein Alkohol ist also immer noch besser als wenig oder gar viel Alkohol! Nur wird man sich im Sinne der obigen Ausführungen überlegen, ob man dem gesunden (sicherlich nicht dem bereits an Alkoholschäden erkrankten!) Menschen an einem Sommerabend ein bis zwei Glas Bier oder zu anderen Anlässen ein Viertel Wein gestatten darf. Was heißt im übrigen »gestatten«? In einer freiheitlichen Gesellschaft kann sich der Konsument sowieso das aussuchen, was er will; nur sollten die Ärzte ihm in Fragen seiner Lebensführung die richtigen Ratschläge geben.

Wenn sich beim Alkohol eine gewisse Kompromißbereitschaft im Hinblick auf den Genuß kleiner Mengen abzeichnet, so sollte man bei einem anderen Genußmittel keine Kompromisse eingehen: Es wäre für die Volksgesundheit von unendlichem Vorteil und würde viel Leid ersparen, wenn das Rauchen – insbesondere das inhalierende Rauchen von Zigaretten – völlig eingestellt würde.

Während ein mäßiger Alkoholkonsum für einen gesunden Menschen noch tolerierbar ist, sollte es bei Nikotin keine Kompromisse geben: Stellen Sie das Rauchen vollkommen ein.

Vitamine

Bei den Vitaminen handelt es sich um organische Verbindungen, die dem Körper mit der Nahrung zugeführt werden müssen. Definitionsgemäß können sie im menschlichen Stoffwechsel nicht oder nicht im genügenden Umfang selbst gebildet werden. Im allgemeinen teilt man die Vitamine in fettlösliche und wasserlösliche Vitamine ein (siehe folgende Tabelle). Auf die Funktionen der wichtigsten Vitamine wird bei den Vitaminmangelkrankheiten näher eingegangen werden (siehe Seite 73 ff.).

Vitamine können vom Körper nicht selbst gebildet werden.

Die Vitamine auf einen Blick

Bezeichnung	Vorrat im Körper	enthalten in
Fettlösliche Vitamine:		
Vitamin A (Retinol)	500 mg	Retinol: Fischlebertran, Leber, Milch; Carotinoide: Karotten, Spinat, Obst
Vitamin D (Calciferol)	kaum Vorräte, wird aus Cholesterin gebildet	Fischlebertran, Eigelb, Pilze
Vitamin E (Tocopherol)	3 g (Leber und Fettgewebe)	Weizenkeime, Pflanzenöle, Nüsse, Gemüse
Vitamin K (Phyllochinon)	1 mg, wird von Darmbakterien gebildet	Grünkohl, Wirsing, Spinat, Blumenkohl
Wasserlösliche Vitamine:		
Vitamin B_1 (Thiamin)	4 mg (Leber)	Reis, Getreide, Kartoffel, Leber, Milch, Schweinefleisch
Vitamin B_2 (Riboflavin)	1 g (30% Muskulatur)	Weizen- und Roggenvollkorn, Bohnen, Erbsen, Leber, Milch
Nicotinsäure	65 mg (Leber), kann auch aus Tryptophan gebildet werden	Leber, Fleisch, Getreideprodukte, Hülsenfrüchte
Vitamin B_6 (Pyridoxalphosphat)	150 mg (Leber, Niere, Leber, Gehirn)	Fleisch, Eigelb, Weizenkeime, Haferflocken
Pantothensäure	–	nahezu allen Lebensmitteln, speziell tierischen Ursprungs
Vitamin H (Biotin)	–	Leber, Eigelb, Sojabohnen
Folsäure	12 mg	Leber, Gemüse, Weizenkeime, Milch
Vitamin B_{12} (Cobalamin)	5 mg	Leber, Fleisch, Eigelb, Niere, Milch, nicht in pflanzlichen Lebensmitteln!
Vitamin C (Ascorbinsäure)	3,5 mg	Grünkohl, Blumenkohl, Zitrone, Orange, schwarze Johannisbeeren, Paprika, Leber, Kartoffeln, Milch

Interessante Aspekte liefern Überlegungen über die Möglichkeiten des Menschen, bestimmte Reserven für Vitamine anzulegen. Dabei zeigte sich, daß z. B. das im Körper vorhandene Vitamin A ein bis zwei Jahre reicht, während Vitamin B_1 bereits nach 4 bis 10 Tagen erschöpft ist. Mehrere Wochen reichen die Vitamine B_2 und B_6, während für Vitamin B_{12} für einige Jahre Reserven vorhanden sind (siehe auch Tabelle »Speicherkapazität einiger lebenswichtiger Stoffe«, Seite 74).

Vitamine können im Körper nur begrenzt gespeichert werden.

Wasser – unverzichtbar für den menschlichen Körper

Auf die große Bedeutung des Wassers für den menschlichen Organismus wurde bereits hingewiesen (siehe Seite 13). Noch einmal sei erwähnt, daß der Körper des erwachsenen Menschen zu etwa 60 % aus Wasser besteht.

Wasser dient als Lösungs- und Transportmittel und ist in dieser Eigenschaft für das Funktionieren des Stoffwechsels natürlich unentbehrlich. Es ist Bestandteil der Körperzellen (»Quellungswasser«) und spielt – wie jedermann am Beispiel des Schwitzens weiß – bei der Regulierung des Wärmehaushalts eine überragende Rolle. Die Konstanterhaltung des Säure-Basen-Haushalts der Körperflüssigkeit ist von größter Bedeutung, da nur bei einem bestimmten pH-Wert (Kennzeichnung für das Säure-Basen-Verhältnis im Organismus) die Stoffwechselvorgänge geordnet ablaufen können. Bestimmte Puffersysteme des Blutes sowie die Lunge und vor allem die Niere halten die erwünschten Säure-Basen-Verhältnisse konstant.

Wasser dient als Lösungs- und Transportmittel und spielt bei der Regulierung des Wärmehaushalts eine überragende Rolle.

Das über die Niere ausgeschiedene Wasser, der Urin, reguliert nicht nur den Wasserhaushalt, sondern auch den Haushalt der Mineralstoffe und Spurenelemente und damit den gesamten Säure-Basen-Haushalt des Körpers.

Wasserbilanz eines 70 kg schweren erwachsenen Mannes

Die Wasserzufuhr durch Getränke beträgt pro Tag 800 ml, in festen Speisen sogar 980 ml, und durch das Oxidationswasser, das bei den Stoffwechselprozessen im Körper entsteht, 290 ml. Die Wasserabgaben erfolgen natürlich bevorzugt über die Niere (1050 ml), weniger über den Darm mit dem Kot (180 ml) und erstaunlich viel über Haut und Lunge (820 ml). In unserem Falle würde die Bilanz einen kleinen Überschuß an Wasser bedeuten (20 ml), der aber in den nächsten Tagen wieder ausgeglichen wird.

Gewichtsabnahme nach einem opulenten Mahl?

Sicherlich haben Sie manchmal bemerkt, daß sich Ihr Körpergewicht – entgegen Ihren Befürchtungen – am Morgen nach einem opulenten Mahl nicht erhöht, sondern sogar verringert hat. Dies sollte aber wirklich keinen Anreiz dafür bieten, daß Sie nun – um abzunehmen – mehr essen sollten! Leider läßt sich nämlich das Phänomen der Gewichtsabnahme nach einem Festmahl sehr einfach mit dem dabei häufig genossenen Alkohol erklären. Alkohol wirkt hemmend auf ein Hormon der Hirnanhangsdrüse ein, das die Urinproduktion in den Nieren begrenzt. Mit anderen Worten, wenn Sie viel Alkohol trinken, wird durch die Hemmung der Hormonwirkung wesentlich mehr Urin in der Niere produziert: Der Mensch verliert vorübergehend übermäßig Körperwasser und damit auch Körpergewicht!

Alkohol bewirkt eine erhöhte Wasserausscheidung über den Urin, während Salze vermehrt Wasser im Körper binden.

Dagegen halten die Salze stark gewürzter Speisen Wasser im Körper zurück. Dies kann auch auf kleine Mahlzeiten zutreffen, die nicht viel Kalorien enthalten. Hier führt dann das mit der Personenwaage ermittelte Körpergewicht »in die andere Richtung« irre.

Mineralstoffe

Mineralstoffe gelten als unentbehrliche Bestandteile des Organismus und haben dementsprechend vielfältige Aufgaben:

- Sie halten die Elektroneutralität und den osmotischen Druck im Körper aufrecht.
- Sie schaffen für den Stoffwechsel die gewünschten Löslichkeitsbedingungen der Stoffe.
- Sie wirken am Aufbau von Puffersystemen und damit entscheidend an der Stabilisierung des Säure-Basen-Haushaltes mit.
- Sie können Stoffwechselprozesse direkt beeinflussen, indem sie bestimmte Enzyme fördern oder hemmen.
- Sie sind schließlich auch Bausteine von Geweben wie Knochen und Zähnen.

Aufgaben und Funktion von Mineralstoffen

Mengenelemente und Spurenelemente

Der Mineralbestand des Körpers wird durch Regulationsmechanismen aufrechterhalten, die nur unter extremen Verhältnissen nicht mehr funktionieren. Je nach ihrem Vorkommen im menschlichen Körper unterscheidet man »Mengenelemente«, die wie Natrium, Chlor, Kalium, Magnesium, Kalzium und Phosphor in größeren Mengen (mehr als 0,01 %) vorhanden sind, und sogenannte »Spurenelemente«, die wie Eisen, Kupfer, Zink und Jod nur in geringen Mengen vorkommen.

Wasser und Mineralien halten das Säure-Basen-Gleichgewicht im Körper aufrecht.

Wie schon erwähnt, gibt es akute Mangelzustände an Mengenelementen nur bei schwersten Erkrankungen, so z. B. bei Verlust von Natrium, Kalium und Chlorid bei schweren Brechdurchfällen. Chronische Mangelzustände werden insbesondere bei Kalzium und Magnesium beobachtet, wobei Kalzium lange Zeit aus dem Knochengewebe zur Verfügung gestellt werden kann.

Bei den Spurenelementen sind es besonders Eisen und Jod, deren Mangelzustände von Bedeutung sind. Da in diesem Buch nicht

Mangelzustände bei den Mengenelementen sind selten, dann aber besonders gefährlich.

auf Blut- und Schilddrüsenerkrankungen eingegangen werden kann, sei an dieser Stelle kurz erwähnt, daß der Eisenmangel Ursache bestimmter Bluterkrankungen (Anämien) sein kann und daß der Jodmangel vermehrt zu Schilddrüsenerkrankungen – beginnend mit dem bekannten Kropf – führt.

Jodiertes Speisesalz gegen Jodmangel

Jodmangel herrscht vor allem in Süddeutschland.

Allein eine so leicht durchführbare Maßnahme wie die Verwendung von jodiertem Speisesalz, das viel zu wenig gebraucht wird, könnte dem vor allem in Süddeutschland weit verbreiteten Jodmangelzustand mit seinen nachteiligen Folgen für die Schilddrüse begegnen. Solches Speisesalz, lieber Leser, kann übrigens von Ihnen in den meisten Lebensmittelgeschäften ohne weiteres und relativ billig erhalten werden.

Wie ist die Ernährungssituation in Deutschland?

Im allgemeinen werden zuviel Kalorien und zuviel Fett aufgenommen.

Ernährungsberichte der Deutschen Gesellschaft für Ernährung lassen erkennen, wie sich die Verteilung der Nährstoffe – einschließlich des Alkohols – durchschnittlich gestaltet. Dabei zeigt sich, daß z. B. bei 36- bis 50jährigen Männern pro Tag mehr als 4000 Kalorien verzehrt werden – eine sicherlich zu hohe Menge, die das Übergewicht begünstigt. Bei der Verteilung der Nährstoffe fällt auf, daß – bezogen auf die Gesamtkalorienmenge – Kohlenhydrate zu niedrig liegen, während der Fettanteil relativ hoch ist. Hinzu kommen die erwähnten 13 % Alkoholkalorien, deren Weglassen allein bedingen würde, daß – falls dafür keine anderen Nährstoffe zugeführt werden – das Problem der Fettsucht bei diesem Personenkreis gelöst wäre.

Die Bedeutung von Ernährungsempfehlungen

In verschiedenen Ländern gibt es Empfehlungen, meist von wissenschaftlichen Gesellschaften formuliert, welche Nährstoffe in welchen Mengen die Nahrung enthalten soll. Man muß sich darüber im klaren sein, daß solche Ratschläge natürlich grundverschiedene Personengruppen betreffen und daß deswegen »Sicherheitszuschläge« bei essentiell wichtigen Nährstoffen gemacht werden müssen. Dennoch ist es das Verdienst der Deutschen Gesellschaft für Ernährung, in regelmäßigen Abständen sich dieser schwierigen Aufgabe anzunehmen. Wegen der geringeren körperlichen Aktivität, die heutzutage bei den meisten Berufen – einschließlich der Landwirtschaft – zu beobachten ist, hat sich der Energiebedarf vermindert. Dennoch ist die Energiezufuhr in den letzten Jahrzehnten unverändert hoch geblieben. Dadurch wird natürlich dem Übergewicht und seinen Folgekrankheiten Vorschub geleistet.

Mit dem Verzehr von tierischem Eiweiß werden vermehrt tierische Fette und Purinkörper zugeführt.

Ernährung und Stoffwechselkrankheiten

Es unterliegt keinem Zweifel, daß eine vernünftige Ernährung die Behandlungsbasis für die meisten Stoffwechselkrankheiten darstellt, insbesondere für diejenigen, die in den folgenden Kapiteln ausführlich besprochen werden. Auch wenn für diese Krankheiten häufig ein erblicher Stoffwechseldefekt bekannt ist, darf deswegen in diätetischer Hinsicht nicht resigniert werden: Vielfach – wie am Beispiel des Diabetes mellitus, der Gicht und der Hyperlipoproteinämien besonders eindringlich zu zeigen sein wird – kommt es zum Ausbruch der Erkrankung (Manifestation) erst, wenn die angeborene Stoffwechselschwäche durch einen besonders schädlichen, sogenannten Manifestationsfaktor (in diesem Falle das Übergewicht) zur Krankheit wird.

Fettsucht

Ist die Nahrungszufuhr höher als der Energieverbrauch, speichert der Körper die überflüssigen Kalorieren als Fett.

Wenn die Nahrungszufuhr größer ist als die Energieabgabe in Form von Wärme und Arbeit, kommt es zwangsläufig zu einer Vermehrung des Körperfettes. Jede Diskussion über die Fettsucht und ihre Behandlung kann primär nur unter der Berücksichtigung des Satzes von der Erhaltung der Energie (siehe Seite 19) vorgenommen werden. Nach diesem Gesetz ist der Ernährungszustand des Menschen abhängig von der Energiebilanz, also von Aufnahme und Verbrauch der Nahrung. Dessen ungeachtet führt eine stark fetthaltige Kost bevorzugt zu Gewichtszunahme, da Fett leichter gespeichert wird als Kohlenhydrate oder Eiweiß.

Mögliche Ursachen

Gute und schlechte Futterverwerter

Der Grundumsatz ist bei den meisten Fettleibigen nicht erniedrigt.

Es kann nicht davon gesprochen werden, daß alle Fettsüchtigen besonders »gute Futterverwerter« sind, bei denen die zugeführte Nahrung wesentlich mehr »ansetzt« als bei anderen Menschen. Diese Aussage gilt auch trotz neuerer Untersuchungen, die es wahrscheinlich machen, daß bei Übergewichtigen die infolge Nahrungszufuhr in Gang gesetzte Wärmebildung geringer ist als bei normalgewichtigen Kontrollpersonen. Letztere können somit mehr Energie in Form von Wärme abgeben.

Die Behauptung, daß alle Übergewichtigen besonders gute »Futterverwerter« seien, stimmt nicht.

Unter der Voraussetzung, daß Menschen bei gleicher Nahrungszufuhr die zugeführten Nahrungsmittel normal aufnehmen, keine Schilddrüsenerkrankung aufweisen und die gleiche körperliche Tätigkeit ausüben, besteht nur für eine kleine Gruppe Grund zu der Annahme, daß einer fettsüchtig wird und der andere normal- oder untergewichtig bleibt.

Welche Rolle spielt die Vererbung?

So gesehen haben Vererbungsfaktoren bei der Fettsucht des Menschen natürlich eine gewisse Bedeutung. Fettsucht wird zwar in Familien gehäuft beobachtet, meist liegt dies aber am gleichen Eßverhalten (übermäßige Nahrungszufuhr), das in bestimmten Fällen dominiert. Das Entstehen eines Übergewichts wird in diesen Familien durch falsche Eßgewohnheiten von den Eltern auf die Kinder übertragen.

Vererbungsfaktoren spielen bei der Fettsucht nur eine geringe Rolle.

Beachten Sie

Eine Erhöhung der Masse des Körperfetts geht beim Erwachsenen vorwiegend mit einer Vergrößerung der Fettzellen einher, während sich die Zahl dieser Fettträger kaum oder nur wenig vermehrt.

Die Rolle der Hormone

Natürlich wurde immer wieder vermutet, daß endokrine Drüsen mit ihren Hormonen für die Fettsucht eine Rolle spielen. Sorgfältige Studien haben aber gezeigt, daß Veränderungen des Hormonhaushalts mit ihren konsekutiven Stoffwechselveränderungen nicht die Ursache, sondern die Folge der Fettsucht sind. Auf extrem seltene Ausnahmen soll hier nicht eingegangen werden, da sie für den Alltag der Praxis keine Rolle spielen.

Veränderungen im Hormonhaushalt sind nicht die Ursache, sondern die Folge von Fettsucht.

Salopp formuliert darf man sagen, daß die einzigen Drüsen, die für die Entstehung der Fettsucht wirklich bedeutsam sind, die Speicheldrüsen sind: Dem Gern- und Vielesser läuft das Wasser sicherlich eher und mehr im Mund zusammen als dem in dieser Hinsicht zurückhaltenderen Zeitgenossen. Oder haben Sie hierbei andere Erfahrungen gemacht, lieber übergewichtiger Leser?

Der Kummerspeck

Seelische Probleme können die Ursache für vermehrte Nahrungszufuhr sein.

Psychische Faktoren dürfen bei der Entstehung der Fettsucht ebenfalls nicht vernachlässigt werden. Sie können auf dem Umweg über eine vermehrte Nahrungszufuhr und der daraus resultierenden Gewichtssteigerung (»Kummerspeck«) wirksam werden. Allerdings ist das Verhalten der Menschen bekanntermaßen hier recht unterschiedlich. Manche können vor Kummer und Leid nicht mehr essen und magern ab, während andere ihre Probleme durch vermehrte Nahrungszufuhr zu kompensieren versuchen. Dies zeigt, daß psychische Faktoren nur in der Weise Einfluß auf das Körpergewicht nehmen, als sie das Ausmaß der Nahrungszufuhr mitbestimmen.

Beachten Sie

Alle genannten und einige zusätzliche Faktoren vermögen bei der Fettsucht eine gewisse modifizierende Rolle zu spielen, sind aber letztlich von untergeordneter Bedeutung gegenüber der verstärkten Kalorienzufuhr, die für das Übergewicht verantwortlich zu machen ist. Wenn ein Mensch fett wird oder fett bleibt, dann nimmt er zu viel Nahrung zu sich, auch wenn er noch so wenig zu essen scheint.

Hunger oder Appetit?

Eine Ursache der Fettsucht liegt in der Unterdrückung des natürlichen Sättigungsgefühls.

Zutreffend erscheint die Definition, wonach die Dissoziation zwischen Hunger und Appetit als Zivilisationsschaden die Hauptursache der Fettsucht darstellt. Gewohnheit und Gelegenheit, Geselligkeit und Brauch, Unterdrückung des Sättigungsgefühls, seelische Konflikte, Gedankenlosigkeit oder die reine Freude an dem »Gesellschaftsspiel Essen« spielen eine Rolle. Gerade die kleinen zusätzlichen Nahrungsmittelmengen, die täglich über den notwendigen Verbrauch hinaus eingenommen werden, sind für die Entstehung der Fettsucht sehr bedeutsam. Auch ist zu erwarten, daß bei gleicher Nahrungszufuhr und verminderter körperlicher Bewegung (also bei einem effektiv verringerten Kalorienbedarf) allmählich eine Gewichtszunahme eintritt. Dies ist sicherlich verantwortlich für die Zunahme des Körpergewichts bei vielen Menschen, die sich weniger bewegen, aber noch immer so viel essen wie in ihrer Jugend. Hinzu

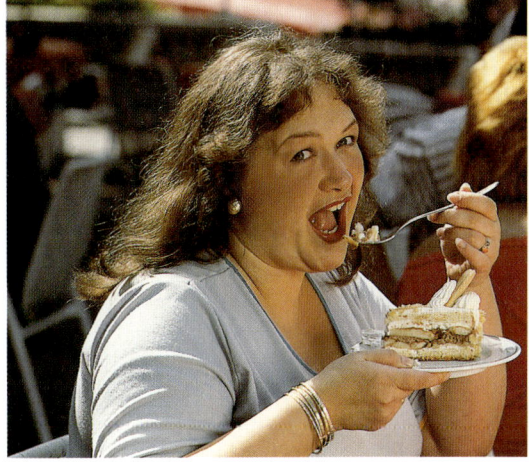

kommt, daß in der Regel die Einkommensverhältnisse in den mittleren Lebensjahren sich gegenüber der Ausbildungszeit in der Jugend verbessern und mehr Geld in das »Gesellschaftsspiel Essen« investiert wird.

Häufig sind es die zusätzlichen Häppchen, die zu Übergewicht führen.

Wie wird Übergewicht definiert?

Aus wissenschaftlichen und praktischen Gründen ist es notwendig, den Fettgehalt des Körpers zu bestimmen, was aber sehr aufwendige Methoden erfordert. Aufgrund solcher Messungen weiß man, daß der normale Körperfettgehalt bei Männern ca. 12 % und bei Frauen mehr als das Doppelte davon beträgt.

Frauen besitzen normalerweise doppelt so viel Körperfett wie Männer.

In der Praxis wird man auf direkte und indirekte Verfahren zur Bestimmung der Körperfettmasse verzichten müssen und sich bestimmter Formeln bedienen. Am bekanntesten und einfachsten ist die Bestimmung des Sollgewichtes nach Broca. Diese Formel hat den Vorzug, daß man Größe und Gewicht einfach ermitteln kann und das Ergebnis in kg für jedermann verständlich ist. Der sogenannte Body-Mass-Index (BMI) ist komplizierter zu errechnen und für wissenschaftliche Untersuchungen besser geeignet; hierbei wird das Gewicht (in kg) durch das Quadrat der Körpergröße (in m) geteilt. Hingegen besagt die Broca-Formel, daß der Mensch soviel kg wiegen sollte, wie er in Zentimetern über einen Meter groß ist.

Beispiel

Ein Mensch von 170 cm Körpergröße darf nach der Broca-Formel 70 kg wiegen (170 – 100 = 70). Dies bezeichnet man auch als einen »Broca-Index« von 1,0. Der Index wird bei niedrigerem Körpergewicht kleiner, bei höherem größer.

Grenzen der Broca-Formel

Die Broca-Formel ist in manchen Bereichen zu ungenau und sollte deshalb besser durch den Body-Mass-Index (BMI) ersetzt werden.

Natürlich ist diese Vereinfachung nicht generell statthaft und führt besonders bei jüngeren Menschen zu völlig irreführenden Werten. Ein junges Mädchen oder ein junger Mann von 170 cm Körpergröße ist mit 70 kg nicht normalgewichtig, sondern ausgesprochen dick. Man hat sich deswegen zu eigen gemacht, von den gewonnenen Werten nach Broca für Männer 10 % und für Frauen 15–20 % abzuziehen. Das Idealgewicht für einen 170 cm großen Mann würde also 63 kg, für eine gleich große Frau etwa 60 kg betragen. Auch dies ist bei einem sehr jungen schlanken Menschen noch immer zuviel, da diese Person sich mit einem noch niedrigeren Körpergewicht wohler und leistungsfähiger fühlt.

Andererseits kann aber auch das Sollgewicht nach Broca zu streng sein, wenn es um die Gewichtsabnahme bei einem erheblich übergewichtigen Menschen geht. Wenn also z. B. die 170 cm große Person 100 kg gewogen hat, dann wird man es als einen großen Therapieerfolg ansehen, wenn eine Gewichtsabnahme von 10 bis 20 kg zustandekommt, auch wenn der Broca-Index damit noch lange nicht erreicht ist.

Idealgewicht oder Wohlfühlgewicht?

Als Quintessenz dieser Ausführungen soll man beherzigen, daß sogenannte Normalwerte für die Bestimmung des Ideal- oder Sollgewichtes sehr problematisch sind und daß man lieber für den Einzelfall festlegen sollte, welches Gewicht in körperlicher und nicht zuletzt auch in psychischer Hinsicht den Belangen des Patienten am ehesten entgegenkommt. So ist jedem Arzt geläufig, daß auch bei kooperativen Fettsüchtigen eine bestimmte, noch im Übergewicht angesiedelte Gewichtsgrenze vorhanden ist, die der Patient auch beim besten Willen nur mit allergrößten Schwierigkeiten unterschreiten könnte. Hier muß man sich ernsthaft fragen, ob sich ein weiteres »Drangsalieren« des verstörten, ständig hungernden Patienten lohnt oder ob man nicht eine gewisse Großzügigkeit entfalten darf. Dies wird allerdings ganz maßgeblich bestimmt durch die womöglich mit der Fettsucht einhergehenden Komplikationen.

Allgemeine Angaben über das Idealgewicht sind meist nicht hilfreich. Man sollte individuell festlegen, bei welchem Gewicht man sich wohlfühlt.

Befunde und Komplikationen

Im allgemeinen fühlt der Übergewichtige sich recht wohl, insbesondere, wenn sein näheres Umfeld sich nicht an dem vermehrten Leibesumfang stößt. Das Fettgewebe ist nicht nur, wie oben beschrieben, quantitativ bei Mann und Frau unterschiedlich stark ausgeprägt, sondern bevorzugt auch besondere geschlechtsspezifische Ablagerungen. So hat der Mann Fettablagerungen vorwiegend am Bauch, Hals und Rücken – was die Entstehung einer Arteriosklerose offenbar besonders fördert –, während Beine und Hüften schlank bleiben. Bei den Frauen dagegen lagert sich das Fett gerade bevorzugt an den Hüften, am Gesäß sowie an Oberschenkeln und Oberarmen ab.

Fettsucht stört nicht nur das ästhetische Empfinden, sondern erhöht auch das Risiko für andere Krankheiten.

Schönheiten sind die übergewichtigen »Herren der Schöpfung« gewiß nicht. Wenigstens zu den Zeiten von Peter Paul Rubens wurde aber die geschilderte Art der weiblichen Fettsucht als Ausdruck eines besonderen Schönheitsideals angesehen.

Fettsucht – höheres Risiko für andere Krankheiten

Es steht außer Zweifel, daß der Fettsüchtige einem größeren Risiko ausgesetzt ist, an den Herzkranzgefäßen zu erkranken (Koronarsklerose) mit dem zu erwartenden Infarkt, häufiger andere Begleiterkrankungen bei ihm festzustellen sind und sich schließlich insgesamt die Lebenserwartung verringert.

Risikofaktoren (nach Nüssel) in Abhängigkeit vom Körpergewicht 30- bis 6ojähriger Männer

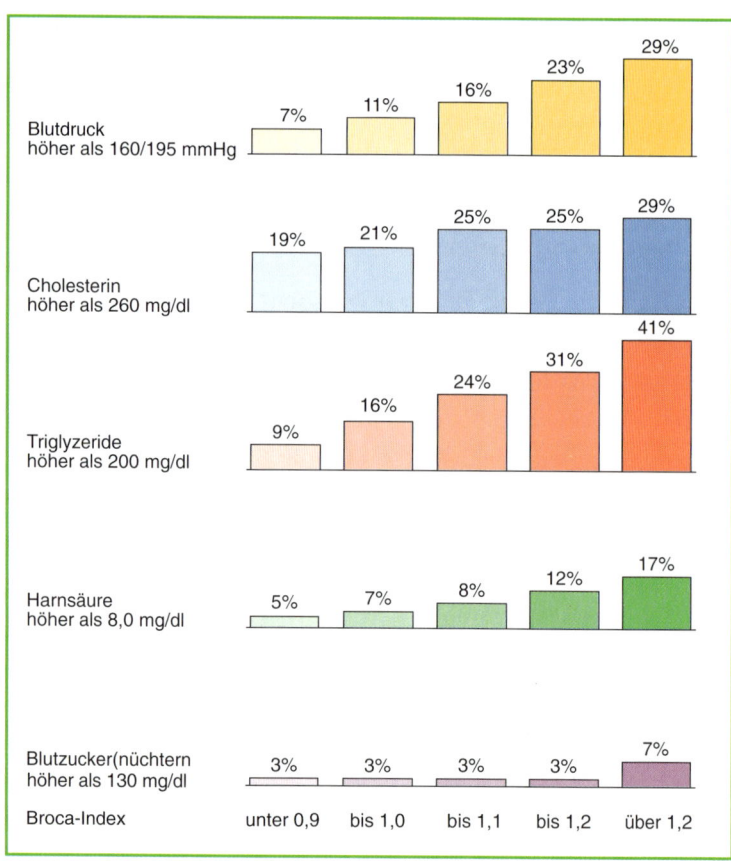

	unter 0,9	bis 1,0	bis 1,1	bis 1,2	über 1,2
Blutdruck höher als 160/195 mmHg	7%	11%	16%	23%	29%
Cholesterin höher als 260 mg/dl	19%	21%	25%	25%	29%
Triglyzeride höher als 200 mg/dl	9%	16%	24%	31%	41%
Harnsäure höher als 8,0 mg/dl	5%	7%	8%	12%	17%
Blutzucker(nüchtern höher als 130 mg/dl	3%	3%	3%	3%	7%

Broca-Index

Aus den Abbildungen ist zu erkennen, wie unter der Zunahme des Körpergewichts – ausgedrückt am Broca-Index (siehe oben) – die verschiedenen anderen Risikofaktoren für das Entstehen einer Herzgefäßerkrankung zunehmen: Blutdruckwerte, Blutfettwerte (Cholesterin und Triglyceride), Harnsäurewerte und als Ausdruck des Diabetes die Blutzuckerwerte steigen parallel zur Gewichtszunahme an. Die Fettsucht ist also gewissermaßen die »Spinne im Netz« der Risikofaktoren, auch wenn sie allein für sich offenbar keine wesentliche Begünstigung der Herzgefäßerkrankung mit sich bringt. Jedenfalls wurde bei Fettsüchtigen, die keine anderen Risikofaktoren aufweisen, keine häufigere Herzinfarktrate festgestellt – besonders wenn die Bauchfettsucht zugunsten der Hüftfettsucht weniger ausgeprägt war. Das Problem liegt aber gerade darin, daß es Fettsüchtige ohne solche Risikofaktoren – vor allem bei stark erhöhtem Übergewicht – praktisch kaum gibt.

Fettsucht begünstigt hohen Blutdruck sowie erhöhte Cholesterin- und Triglyzeridwerte.

Begleitende Erkrankungen

Die Fettsucht kann noch von anderen Krankheiten begleitet werden. Die Atemnot bei Belastung beruht beispielsweise auf der Einschränkung der Leistungsfähigkeit der Atmung, die zahlreichen orthopädischen Erkrankungen auf einer Überlastung des Skelettsystems. Thrombosen, Krampfadern und Beingeschwüre werden ebenfalls öfter beobachtet wie auch bestimmte Hauterkrankungen in nässenden Hautfalten und Fettwülsten. Auch Gallensteine und Bauchwandbrüche treten vermehrt auf.

Fettsucht kann die Atmung einschränken und das Skelettsystem überlasten.

Beachten Sie

Ein Übergewicht von mehr als 20 % führt zu einer signifikanten Verminderung der Lebenserwartung. Die Behandlung der Fettsucht lohnt sich also in jeder Weise.

Behandlung

Wegen der zahlreichen bereits geschilderten Komplikationen und der verminderten Lebenserwartung der Fettsüchtigen ist eine Behandlung dringend angezeigt, die auf eine deutliche Gewichtsverminderung abzielt. »Vorbeugen ist wichtiger als heilen.« Für wenige Krankheiten gilt dieser Satz so sehr wie für die Fettsucht. Die meisten Mitglieder der Wohlstandsgesellschaft mußten erfahren, daß es schwieriger ist, an Körpergewicht abzunehmen als eine Gewichtszunahme zu vermeiden. Ein Mensch, der nicht dick werden will, darf nicht mehr essen, als er verbraucht. Ein Fettsüchtiger aber, der abnehmen will, muß über längere Zeit weniger essen als er verbraucht, da es sonst nicht zu einer Gewichtsabnahme kommen kann. Daß diese Einschränkung der Nahrungszufuhr dem Betroffenen Schwierigkeiten bereitet, ist verständlich.

Gewichtskontrolle und bewußte Ernährung

Als vorbeugende Maßnahme ist die ständige Gewichtskontrolle anzusehen, zu der man allen Menschen raten sollte. Hinzu kommt eine wohldosierte körperliche Tätigkeit sowie die Vermeidung bzw. Einschränkung unnötiger Nahrungsmittel in unkontrollierter Weise (Süßigkeiten, Fett, Alkohol!). Da bei Frauen die Fettleibigkeit häufig mit einer Schwangerschaft beginnt, ist während dieser Zeit und nach der Entbindung ganz besonders auf das Körpergewicht, d. h. auf eine richtige Ernährung zu achten. Die wichtigste Vorsorgemaßnahme gegen das Übergewicht und seine Folgekrankheiten wäre eine entsprechende gründliche Unterweisung der Bevölkerung bereits im Schulalter, was mancherorts praktiziert wird. Auch ist es erfreulich, daß sich die öffentlichen Medien der Frage des Übergewichts immer wieder annehmen. Leider werden dabei auch zuweilen unsinnige Außenseitermethoden propagiert. Oft gehen auch die Institutionen, bei denen man besondere Kenntnisse über eine

Kontrollieren Sie regelmäßig Ihr Gewicht.

Achten Sie auf eine ausgewogene Ernährung.

vernünftige Ernährung erwarten sollte – nämlich die Kranken-
häuser – nicht immer mit gutem Beispiel voran. Die »Mästung« von
lange Zeit bettlägerigen Patienten, z. B. auf chirurgischen Stationen,
ist ein Beispiel für eine solche mangelhafte Zusammenarbeit.

Beispiel für eine unnötige Gewichtszunahme

Wenn Sie also etwa nach einem Beinbruch längere Zeit in
einem Krankenhaus zubringen müssen, achten Sie darauf, daß
Sie nicht unnötig an Gewicht zunehmen. Dreierlei könnte hierzu führen:

1. Das erwähnte überreichliche Essen
2. Das Bestreben, den Ärger nach dem Unfall durch Nahrungszufuhr auszugleichen
3. Die fehlende Möglichkeit als bettlägeriger oder mit Gips-
   verband versehener Patient exakt das wahre Körpergewicht
   kontrollieren zu können.

Wann sollte auf eine Abmagerungskur verzichtet werden?

Im Grunde gibt es nur wenige Situationen, in denen man Übergewichtigen von einer Abmagerungskur abraten sollte. Früher
rechnete man die aktive Lungentuberkulose dazu, was heute zumindest insoweit keine Berechtigung mehr hat, als wenigstens
keine Mastkur solcher Kranker mehr durchgeführt wird. Wenn bei
einem Patienten ein bösartiges Leiden wie eine Krebserkrankung
diagnostiziert wird und sich die Geschwulst als nicht operabel er-
weist, wird man bei dem vielleicht noch bestehenden Übergewicht
schon deswegen von einer Abmagerungskur absehen, weil der Patient infolge der Bösartigkeit des Leidens bald an Gewicht verlieren
wird und weil man ihm den letzten Lebensabschnitt nicht mit un-

Eine Abmagerungskur ist nicht angezeigt bei bösartigen Erkrankungen wie z. B. einem Krebsleiden.

Alte Menschen und Mädchen in der Pubertät sollten ihr Gewicht nur langsam reduzieren.

angenehmen Maßnahmen zusätzlich erschweren möchte. Bei alten Menschen und bei jungen Mädchen mit einer Pubertätsfettsucht soll die Gewichtsabnahme nicht übermäßig beschleunigt werden. Es gilt aber, daß auch bei solchen Personen eine Abmagerungskur mit einer Diät von 1.000 bis 1.500 Kalorien täglich durchgeführt werden kann.

Therapiemaßnahmen

Für die Behandlung der Fettsucht stehen die Diättherapie, die Bewegungstherapie, die Psycho- und Verhaltenstherapie und die medikamentöse Behandlung zur Debatte. Weitaus am wichtigsten ist dabei die Diätbehandlung. Ein alter Arzt formulierte zwar: »Zu einer Abmagerungskur gehören ein Patient, eine Diät und ein Therapeut, dabei kommt dem Patienten die größte und der Art der Diät die geringste Bedeutung zu«. Dies mindert aber nicht den Wert der Diät und läßt erkennen, daß ohne entsprechende Motivation des Patienten und ohne dessen Kooperation keine Erfolge zu erzielen sind.

Diätbehandlung

Der Arzt wird bei der Verordnung einer Diät Lebensalter, Geschlecht, berufliche Tätigkeit und bestehendes Übergewicht des Patienten berücksichtigen, um die annähernd richtige Kalorienmenge zu verordnen.

Entscheidend für den Erfolg der Behandlung ist die Mitarbeit des Patienten.

Leider muß man sagen, daß ein wirklicher Dauererfolg der diätetischen Behandlung relativ selten ist. Je mehr Mühe der behandelnde Arzt auf die Beratung seiner Patienten verwendet, desto größer wird der Therapieerfolg sein. Wenn man sich aber dabei nicht von streng naturwissenschaftlichen, schulmedizinischen Prinzipien leiten läßt, wird man sich von vornherein um den Erfolg bringen.

Keine Schäden bei kontrollierter Gewichtsabnahme

Völlig zu Unrecht bestehen Befürchtungen, daß eine Gewichtsabnahme unter ärztlicher Kontrolle bei vernünftiger Kostverordnung
zu schweren Schäden führen könnte. Von den oben erwähnten Ausnahmen abgesehen, ist dies absolut unzutreffend. Zu erklären sind
solche Befürchtungen am ehesten damit, daß von alters her die Fettsucht als Zeichen des Wohlstands angesehen wurde. Ärmere – vor
allem auch körperlich schwer arbeitende Menschen – waren eher
normal- oder untergewichtig, und zehrende Erkrankungen (Krebs,
unbehandelter Diabetes etc.) gehen mit einer erheblichen Gewichtsabnahme einher.

*Eine allmähliche
Gewichtsabnahme
unter ärztlicher
Kontrolle ist völlig
risikolos.*

Entscheidend: die Energiebilanz

Der Patient muß über die Notwendigkeit der Diät in einem ausführlichen Gespräch unterrichtet werden. Bekannt ist, daß die
meisten Fettsüchtigen den Arzt in der Unterhaltung darauf hinweisen, daß sie an sich bedeutend weniger essen würden als die
meisten mageren Personen. Einer genauen Feststellung der tatsäch-
lichen Nahrungszufuhr muß es überlassen bleiben, inwieweit nicht
doch in der unkontrollierten Zufuhr kleiner Mengen hochkalo-
rischer Nahrungsmittel eine Erklärung für das Übergewicht des
Patienten zu suchen ist.

*Das Gebot
jeder Diät:
Weniger essen
als man
verbraucht!*

  Natürlich muß man auch bedenken, daß die fettsüchtigen Patienten möglicherweise schon vor Aufsuchen des Arztes seit einer
gewissen Zeit nicht mehr an Gewicht zugenommen hatten, daß sie
allerdings auch nicht im gewünschten Maße an Gewicht abnahmen.
Solche Fettsüchtigen essen im Vergleich mit der Zeit, als sie fett
wurden, tatsächlich bedeutend weniger. Sie essen soviel, wie sie im
Augenblick verbrauchen. Aufgabe des Arztes muß es aber sein, daß
sie nunmehr weniger essen als sie verbrauchen, um auf diese Weise
ihr Körperfett abzubauen und für eine gewisse Zeit sozusagen von
ihren eigenen Beständen zu leben. Viele von uns wissen, daß es verhältnismäßig einfach ist, sein Gewicht zu halten. Aber die durch

Tip: Kürzen Sie die Kalorien lieber großzügig, um Diätfehler auszugleichen.

Hunger erzwungene Gewichtsabnahme (anders geht es nun einmal nicht) ist schon viel, viel schwieriger…!

Bei der Aufstellung des Kostplanes ist darauf zu achten, daß die zugeführte Kalorienmenge tatsächlich unter dem Verbrauch liegt. Man sollte hierbei eher etwas großzügiger bei der Kürzung der Kalorien sein als zu kleinlich. Abgesehen davon, daß sich immer wieder seitens des Patienten Fehler bei der Berechnung einschleichen und daß wiederholte Diätfehler die Abmagerungserfolge zunichte machen können, ist es sinnvoll, innerhalb eines kürzeren Zeitraumes bereits meßbare diätetische Erfolge zu erzielen.

Beispiel: 1 bis 2 kg pro Woche abnehmen

Ein Kilogramm Fettgewebe im Organismus besitzt ca. 6.000 Kalorien, so daß eine Gewichtsabnahme von 1 bis 2 kg pro Woche schon einen sehr guten Erfolg darstellt. Bei einem angenommenen täglichen Bedarf von 2.000 Nahrungskalorien für die Gewichtskonstanz bei einem älteren übergewichtigen Patienten und bei der Verordnung einer Reduktionskost von 1.000 Kalorien pro Tag könnte demnach der Patient täglich zusätzlich weitere 1.000 Kalorien aus dem eigenen Fettgewebe nehmen, d. h. 150 bis 200 g an Gewicht verlieren. Immer sollte man darauf hinweisen, daß die unberechnete Kalorienzufuhr in Form von Alkohol alle Bemühungen um eine Gewichtsabnahme sinnlos machen kann.

Anfangserfolg durch Wasserausscheidung

Der Anfangserfolg einer konsequent eingehaltenen Diät ist im allgemeinen besonders eklatant, da vermehrt Wasser ausgeschwemmt wird. Die Gewichtsabnahme als Folge dieses überschießenden Wasserverlustes in den ersten Tagen ist groß und steigt über das errechenbare Maß hinaus an. Leider werden die Patienten dadurch zunächst allzu optimistisch. Um der sonst unausweichlichen späteren Enttäuschung und womöglich Resignation zu begegnen, muß man die Patienten belehren, daß dieser anfängliche stärkere Gewichtsverlust in den nächsten Wochen wieder ausgeglichen wird. Es kann dann bei gleichbleibender Abmagerungsdiät sogar vorübergehend zu einem Stillstand der Gewichtsabnahme kommen. In diesem Fall muß man die Patienten auffordern, den ersten Tag der Abmagerungsdiät mit dem jeweils letzten Tag zu vergleichen und nur die Differenz im Körpergewicht in dieser Zeitspanne zu bewerten. Immer wieder soll der Patient darauf hingewiesen werden, daß er – entsprechend dem obigen Beispiel – bei einer 1.000-Kalorien-Diät und einem Bedarf von 2.000 Kalorien eben nur reichlich 1 kg pro Woche abnehmen kann.

Nimmt man zu Beginn der Diät mehr ab, so beruht dies auf dem Wasserverlust. Nimmt man vorübergehend weniger ab, so wurde erneut Körperwasser eingelagert.

Wie sollte der Ernährungsplan aussehen?

Allgemein wird empfohlen, daß der Kostplan bei Abmagerungsdiäten reichlich Eiweiß, Kalzium und Vitamine enthalten soll. Man kann hier sogar sicherheitshalber Vitaminpräparate verordnen, um nicht eine Unterversorgung mit Vitaminen zu riskieren (siehe Seite 73 ff.). Dies trifft vor allem bei Kostvorschriften zu, die unter 1.000 Kalorien pro Tag liegen.

Beachten Sie

- Ein Eiweißgehalt der Nahrung von 1 bis 1,5 g (Jugendliche 2 g) pro kg Körpergewicht ist unbedingte Voraussetzung jeder längeren kalorienbeschränkten Diät. Allerdings wird die Kalorienreduktion infolge des Fettgehaltes der meisten eiweißhaltigen Nahrungsmittel mitunter erschwert.
- Die Fettbeschränkung ist die wichtigste Maßnahme einer modernen Reduktionsdiät (siehe Tabellen in der vorderen und hinteren Umschlaginnenseite).

Sonderdiäten – ja oder nein?

Es existiert eine große Zahl von Sonderdiäten, bei deren Einhaltung vorübergehende Erfolge zu beobachten sind. Dies erklärt sich aus der Tatsache, daß die weitgehende Beschränkung der Nahrung auf zwei Nährstoffe (z. B. auf Fett und Eiweiß) den Anreiz nimmt, hiervon ohne gleichzeitige Zufuhr des dritten Nährstoffs (Kohlenhydrate) größere Mengen zu essen. Wer ißt schon gerne Butter und Wurst ohne Brot? Daß man bei der Zufuhr bestimmter Nährstoffe – bei gleicher Kalorienmenge – mehr abnehmen kann als bei der Einnahme anderer, ist falsch. Dem steht nicht entgegen, daß z. B. bei kohlenhydratreicher Reduktionskost vorübergehend eine geringfügige Wassereinlagerung stattfinden kann, die den Gewichtsverlust verbirgt. Bitte halten Sie sich stets vor Augen, daß die Zufuhr der Gesamtkalorien und dabei besonders der Fettmenge entscheidend ist, daß – mit anderen Worten – die Behandlung der Fettsucht primär ein Bilanzproblem darstellt.

Entscheidend ist die begrenzte Zufuhr der Gesamtkalorien (Fett!).

Was bewirkt eine salzarme Diät?

Eine salzarme Diät ist nicht zu empfehlen – außer zur Reduktion eines hohen Blutdrucks.

Der Wasserhaushalt wird durch die gleichzeitige Salzzufuhr beeinflußt. Aus diesem Grunde fordern manche Ärzte, daß die Diät der Fettsüchtigen extrem salzarm sein soll. Diese Empfehlung erscheint sehr problematisch. Vordergründig vorteilhaft ist die momentan stärkere Gewichtsabnahme und die Dokumentation gegenüber dem Patienten, daß sich seine Anstrengungen gelohnt haben. Dieser Vorteil ist aber nicht von Dauer und wird in eine Enttäuschung umschlagen, wenn wieder stärker gesalzene Speisen eingenommen werden und eine erneute Gewichtszunahme infolge starker Wasserretention beobachtet wird. Auch muß man bezweifeln, ob es ein Vorteil ist, wenn die wenig gesalzenen Speisen nicht schmackhaft sind, so daß der Patient zu Diätfehlern herausgefordert wird. Alles in allem lehnen wir solche Eingriffe in den Wasser- und Salzhaushalt ab, es sei denn, ein hoher Blutdruck erfordert die Verminderung der Salzzufuhr.

Gewichtsmanipulation über Wasserverlust

Im Grunde tut man damit nämlich nichts anderes als gewisse Sanatorien, die den Fettsüchtigen kurz vor der Entlassung ein kräftiges Abführmittel und ein wassertreibendes Medikament verordnen bzw. die Patienten in die Sauna schicken, um an Hand des dabei enorm absinkenden Gewichts einen Erfolg zu demonstrieren. Natürlich nehmen solche Patienten nach der Entlassung sofort wieder zu, womit dann in psychologischer Hinsicht viel verdorben wird. Kurioserweise glauben viele Patienten nämlich, daß sie nur in bestimmten Sanatorien durch eine »Kur« abnehmen können, ihre Bemühungen zu Hause aber sowieso sinnlos seien. Deswegen halten sie dann zu Hause keine Diät, besuchen aber regelmäßig einmal im Jahr für vier oder sechs Wochen das »Sanatorium mit der Wunderkur«.

Manche Sanatorien sorgen durch wassertreibende Maßnahmen gegen Ende der Kur für einen deutlichen Erfolg – zu Hause nehmen die Patienten dann schnell wieder zu.

Da überdies bei geringer Nahrungszufuhr die Menge der zugeführten Salze sowieso verringert wird, sind wir also ganz davon abgekommen, den Verbrauch von Gewürzen und Salz zusätzlich zu beschränken. Auch kann man der Ansicht sein, daß der abmagernde Patient, der vorübergehend weniger essen muß, dann wenigstens mit diesen Speisen eine gewisse Lebensfreude haben und nicht auch noch wenig schmackhafte Gerichte vorfinden soll.

Sind Obst- oder Milchtage sinnvoll?

Der Wert sogenannter Milch- und Obsttage ist unter dem Blickwinkel der Bilanz der Kalorien zu betrachten. Da an solchen Tagen weniger Kalorien zugeführt werden, wird der Patient besonders gut abnehmen. Eine Notwendigkeit für solche Milch- und Obsttage besteht aber ebenso wenig wie für die Einnahme von Industriepräparaten, die mit Zubereitungen von Gelatine u. ä. eine starke Magenfüllung hervorrufen.

Obst- oder Milchtage eignen sich gut, um abzunehmen.

Die folgende Tabelle zeigt, wie Sie Kalorien einsparen können, indem Sie energiereiche Nahrungsmittel durch energiearme ersetzen.

Reduzierte Kalorienzufuhr durch Austausch energiereicher Lebensmittel (nach Schlier und Mitarbeiter)

g	energiereich	Kalorien	energiearm	Kalorien
150	gebundene Suppe	70	klare Suppe	20
150	Schweineschnitzel	250	Kalbsschnitzel	160
30	Salami	165	Lachsschinken	40
30	Mettwurst	160	Corned Beef	45
150	Räucheraal	500	Kabeljaufilet	120
150	Sahneeis	350	Joghurt, fettarm	60
200	Erbsen, grün	185	Blumenkohl	55
200	Pommes frites	440	Pellkartoffeln	170
120	Sahnetorte	420	Obstkuchen	210
250	Traubensaft	185	Tee mit Zitrone	0
250	Wein	175	Mineralwasser	0
50	Erdnüsse	315	Gewürzgurke	10

Tip: Ersetzen Sie energiereiche Nahrungsmittel durch kalorienarme!

Genormte Konserven mit kalorienarmen Hauptgerichten erleichtern die Reduktionsdiät.

Am einfachsten durchzuführen und von den Patienten besonders geschätzt, ist die Verordnung einer Diät, in der zumindest die Hauptmahlzeiten mit genormter kalorienarmer Konservennahrung bestritten werden: Die Mahlzeiten sind schmackhaft, Fehler in der Berechnung können nicht gemacht werden. Solche Konserven für Übergewichtige – und übrigens auch für Diabetiker – sind in Apotheken und Reformhäusern erhältlich.

Nein zur Nulldiät!

Die stärkste Gewichtsabnahme könnte man natürlich dann erzielen, wenn auf jegliche Nahrungszufuhr verzichtet würde. Dieses Totalfasten wird auch als Nulldiät bezeichnet und wurde längere Zeit unter stationären Bedingungen immer wieder durchgeführt. Inzwischen ist man davon abgekommen, da man das Risiko einer eiweißfreien Nulldiät mit der dann zwangsläufig sich ergebenden Einschmelzung körpereigenen Eiweißes nicht eingehen will. Im übrigen verschärft eine solche Nulldiät ja nur das Tempo der Gewichtsabnahme und ändert nichts an dem Prinzip der nur etwas langsamer erfolgenden Gewichtsabnahme etwa bei Einhalten einer 500- oder 1.000-Kalorien-Diät. Außerdem wird der Grundumsatz erniedrigt, was zu einer besonders starken Gewichtszunahme nach Beendigung der Nulldiät führen kann. Dies gilt auch für Diäten, bei denen z.B. nur 300 bis 500 Kalorien täglich aufgenommen werden. Um bei unserem obigen Beispiel zu bleiben: Bei Nulldiät würde ein Patient im gleichen Zeitraum doppelt so viel abnehmen wie bei einer 1.000-Kalorien-Diät. Für den Organismus ist es aber sicherlich zuträglicher, wenn die ebenfalls noch strenge Abmagerungskur mit 1.000 Kalorien pro Tag über einen längeren Zeitraum ausgedehnt wird.

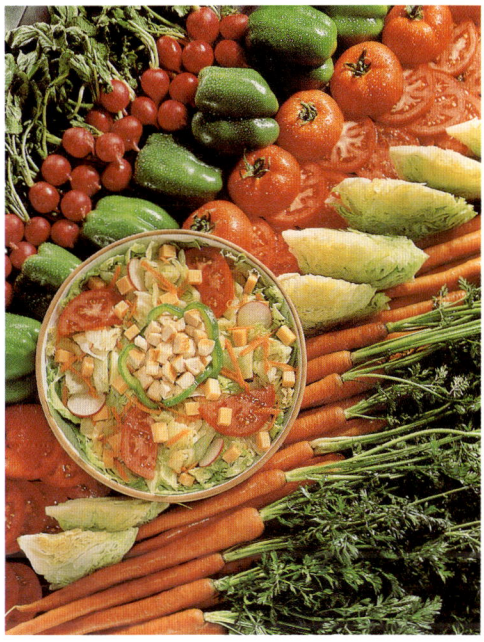

Frisches Gemüse: die gesunde Alternative zur Nulldiät

Beachten Sie

Bei jeder Diät, die zu stärkerer Gewichtsabnahme führt, soll für eine reichliche Flüssigkeitszufuhr gesorgt werden. Das Trinken von Tee, Kaffee und Mineralwässern hat auf das eigentlich interessierende Körpergewicht, d.h. auf die Menge des abzubauenden Fettgewebes überhaupt keinen Einfluß. Schon oben wurde erwähnt, daß mit dem Trick »Flüssigkeitsentzug oder Wasserausschwemmung aus dem Körper mittels Medikamenten oder Schwitzkuren« nur Selbstbetrug betrieben wird.

Trinken Sie während der Diät ausreichend Mineralwasser; auch Tee und Kaffee sind erlaubt.

Bewegungsbehandlung

Durch körperliche Bewegung allein läßt sich nur wenig Gewicht reduzieren.

Der Fettsüchtige kann durch Überschreiten des Nahrungsbedarfs allmählich fett werden, wobei natürlich auch ein »zu wenig« an täglicher körperlicher Bewegung den Fettansatz begünstigen kann. Bei der eigentlichen Behandlung der Fettsucht wird aber die körperliche Tätigkeit in ihrer Bedeutung überschätzt. Der Kalorienverbrauch bei einem mehrstündigen Spaziergang entspricht der Kalorienmenge eines Butterbrotes. Es läßt sich ermessen, wie wenig also mit solchen Maßnahmen auszurichten ist (siehe die folgende Tabelle).

Kalorienverbrauch durch Bewegung (nach Wolfram)

250 kcal enthalten in:	verbraucht durch:
40 g Erdnüssen	150 min Spaziergang (2 km/h)
50 g Mandeln	90 min Fensterputzen
50 g Schokolade	90 min Bügeln
200 g Fruchteis	90 min Radfahren (10 km/h)
0,5 l Bier oder Cola	50 min Tischtennis
0,3 l Wein	50 min Schwimmen (20 m/min)
0,1 l Whisky	25 min Laufen (9 km/h)

Sorgen Sie für ausreichend Bewegung, aber verzichten Sie während der Diät auf Leistungssport.

Stärkere Gewichtsabnahme nach körperlichen Anstrengungen ist stets auf Wasserverluste (Schweiß!) zurückzuführen, wie sich bei einer erneuten Kontrolle des Körpergewichts am nächsten Tag herausstellt. Unabhängig von dieser Einschränkung sollte man aber dem Patienten – wie im übrigen jedem Menschen – eine regelmäßige körperliche Tätigkeit empfehlen, wobei aber von Leistungssport in der Phase der drastischen Gewichtsreduzierung unbedingt abzuraten ist.

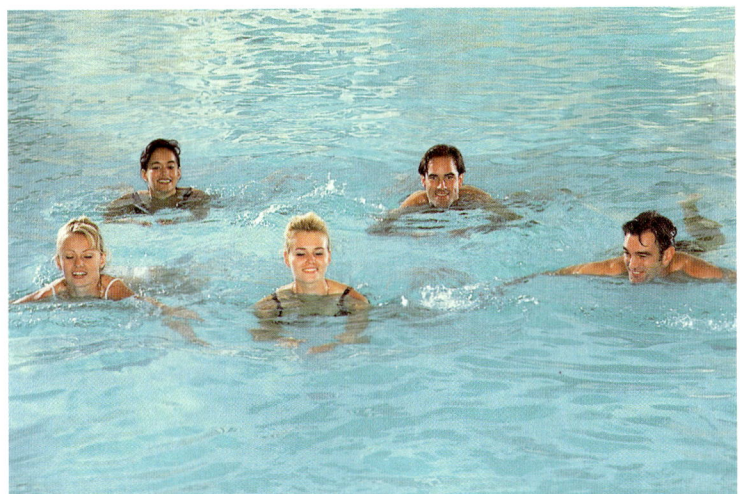

Übrigens hatte ich einmal einen Patienten, der bis zu drei Stunden am Tag – meist planschend – im Schwimmbad verbrachte. Auf meine Vorhaltung, daß diese geringe körperliche Tätigkeit bei der Gewichtsabnahme auch nicht viel helfe, erwiderte er überzeugend: »Was glauben Sie, wieviel weniger ich dadurch zunehme, daß ich wenigstens im Wasser nichts esse!« Auch ein Argument!

Psychotherapie und Verhaltenstherapie

Nicht selten soll die Fettsucht Symptom einer seelischen Störung sein, die der Patient durch vermehrte Nahrungszufuhr abreagieren will. In solchen Situationen kann sich durch Entzug größerer Nahrungsmengen das seelische Leiden sogar verstärken. Gelegentlich werden deswegen bei Diätkuren Depressionen beobachtet. Insgesamt gesehen darf die Bedeutung dieser Zusammenhänge aber nicht überschätzt werden, da Fettsüchtige auch andere Möglichkeiten haben, ihren seelischen Problemen zu begegnen. Verhaltensstörungen in der Appetitregulation sind immer wieder als Ursache der Fettsucht diskutiert worden. Diese Theorie sieht die Nahrungsauf-

Die Erfolge der Psycho- und Verhaltenstherapie bei der Behandlung der Fettsucht sind bisher eher gering.

nahme bei Fettsüchtigen als von außen her gesteuert an. Da überzeugende Erfolge der Verhaltenstherapie bisher fehlen, wird die Bedeutung eines gestörten Verhaltens für die Entstehung der Fettsucht heute nicht mehr als entscheidend angesehen. Ob man im Einzelfall zu einer psychotherapeutischen Behandlung übergehen soll, muß der Arzt entscheiden. Es ist zu berücksichtigen, daß eine solche Behandlung zeitlich und finanziell außerordentlich aufwendig ist, wodurch sie für die überwiegende Zahl der Fettsüchtigen entfällt. Selbstverständlich soll der behandelnde Arzt versuchen, Einfluß auf die Psyche des Patienten zu nehmen und ihm die unangenehme Abmagerungskur zu erleichtern.

Eine psychotherapeutische Behandlung ist zeitlich und finanziell meist sehr aufwendig.

Ist eine Behandlung der Fettsucht mit Medikamenten sinnvoll?

Diese Frage muß im allgemeinen verneint werden. Besonders gewarnt werden muß vor der kritiklosen Anwendung von Schilddrüsenpräparaten. Durch die Steigerung des Grundumsatzes läßt sich natürlich eine Gewichtsabnahme bei anhaltend gleicher Kalorienzufuhr erzielen. Der Wert dieser »Therapie« ist aber mit dem Versuch vergleichbar, bei Fettsüchtigen künstlich Fieber zu erzeugen, um auf diese Weise einen erhöhten Grundumsatz zu erzielen. Nur wenn bei Fettsüchtigen die Schilddrüse eine Unterfunktion aufweist, ist der Einsatz solcher Präparate gerechtfertigt.

Vorsicht vor Schilddrüsenpräparaten, Entfettungsmitteln und Appetitzüglern!

Die in der Presse oft angepriesenen Entfettungsmittel sind zumeist salz- und wassertreibende Substanzen oder Abführmittel. Sie sind keineswegs ungefährlich, da wichtige Salze (insbesondere Kalium) verlorengehen können.

Auch bei der Anwendung von Appetitzüglern ist eine gewisse Zurückhaltung am Platze. Bestimmte Substanzen können eine Sucht erzeugen, andere wurden wegen schwerer Nebenwirkungen aus dem Handel gezogen. Da bei den Fettsüchtigen aber häufig eine Störung im Appetitverhalten vorliegt, wäre – wenn schon ein

Medikament in Frage kommt – ein unschädliches Präparat sicherlich eine große Hilfe für den Patient wie auch für den Arzt.

Neuerdings gibt es ein Medikament (Orlistat), das die Aufnahme von Nahrungsfett aus dem Darm erschwert und damit zu Fettstühlen und Gewichtsabnahme führt. Längerfristige Untersuchungen müssen hier erweisen, ob nicht der Teufel mit dem Beelzebub ausgetrieben wird und z. B. ein Mangel an fettlöslichen Vitaminen auftritt. Auch der Langzeiterfolg – nach Absetzen des Präparates – ist noch umstritten.

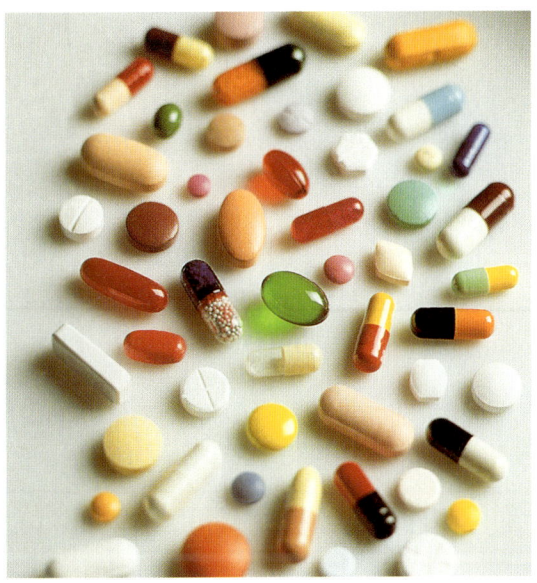

Es gibt zur Zeit kein Medikament, das ohne Bedenken zur Behandlung der Fettsucht eingesetzt werden könnte.

Gefährliche Irrwege in der Behandlung der Fettsucht

Drei Beispiele will ich Ihnen nennen, welche medikamentösen oder operativen Irrwege der menschliche (Un)Verstand gehen kann, wenn es gilt, die Fettsucht zu bekämpfen:

In Amerika hat man Bandwurmeier an übergewichtige Personen verfüttert, um durch die Ansiedlung eines gefräßigen Mitessers im Darm eine Abmagerung zu erreichen.

Ein Wunder, daß man es nicht gleich mit einer verstümmelnden Operation versucht hat. Oder hat man dies womöglich auch versucht? In der Tat, man hat! Und zwar hat man unter Inkaufnahme schwerer gesundheitlicher Schäden große Teile des Darms wegoperiert, um damit die Nahrungszufuhr einzuschränken.

Und schließlich hat man bei bedauernswerten Übergewichtigen sogar eine Verdrahtung von Ober- und Unterkiefer vorgenommen, damit diese Patienten nur noch mit einem Strohhalm flüssige Nahrung, aber nichts Festes mehr zu sich nehmen konnten. Wohlgemerkt, über viele Monate!

Praktische Empfehlungen und Zukunftsaussichten

Eine Abmagerungsdiät bei Fettsucht lohnt sich immer, da vor allem das Risiko für Zweiterkrankungen sinkt.

Im allgemeinen fühlt sich der Patient bereits während der Abmagerungskur wohler, was man ihm anfangs nicht unbedingt ansieht und was ihm leider auch oft von »guten Freunden« vorgehalten wird. Natürlich entstehen im Lauf der Abmagerung bei älteren Personen Hautfalten, die die Patienten vorübergehend noch älter wirken lassen. Es kommt aber regelmäßig zur Besserung jener Beschwerden, die durch Zweiterkrankungen hervorgerufen werden. Diese Leiden bestimmen entscheidend die Zukunftsaussichten und die Lebenserwartung des Fettsüchtigen.

10 Regeln zur Gewichtsreduktion (nach Wolfram)

1. Führen sie über Ernährungsweise und Gewicht Protokoll.

2. Verteilen Sie das Essen auf 4 bis 6 kleinere Mahlzeiten pro Tag.

3. Essen Sie nur an einem bestimmten Platz in der Wohnung und kauen Sie langsam und gründlich.

4. Wiegen Sie alle Lebensmittel ab.

5. Bevorzugen Sie eiweißreiche Nahrungsmittel.

6. Meiden Sie zuckerhaltige, stärke- und vor allem fettreiche Lebensmittel

7. Essen Sie ballaststoffreich, vor allem Obst und Gemüse

8. Benützen Sie Römertopf, Aluminiumfolie und Teflonpfanne für die Zubereitung

9. Bevorzugen Sie kalorienfreie Getränke.

10. Sorgen Sie jeden Tag für ausreichend Bewegung.

Magersucht

Bis zu einem gewissen Grade kann die Magersucht als das Gegenteil der Fettsucht definiert werden: Bei der Magersucht ist der Kalorienbedarf, den ein normales Leben erfordert, größer als die von dem Patienten tatsächlich zugeführte Kalorienmenge. Trotz dieser einfachen Definition verbergen sich hinter dem Bild einer extremen Magerkeit, die bei uns viel seltener ist als die Fettsucht, zahlreiche Erkrankungsmöglichkeiten. Die Magersucht beruht aber in jedem Fall auf einer unzureichenden Ernährung. Oft ist es schwierig, die Folge einer quantitativen und qualitativen Unterernährung, also die aus Kalorienmangel, Eiweißdefizit und Vitaminmangel entstehenden Erscheinungen, voneinander abzugrenzen.

Magersucht beruht auf einer unzureichenden Ernährung: der Energieverbrauch ist höher als die zugeführte Kalorienmenge.

Mögliche Ursachen

In Notzeiten, bei einem Mangel an Nahrungsmitteln, erklärt sich die Magersucht am einfachsten. Man sollte nicht vergessen, daß auf dieser Welt Millionen von Menschen hungern und an den Folgen unzureichender Nahrungszufuhr frühzeitig sterben, während unsere »Probleme« bei der Nahrungszufuhr in der Regel darin bestehen, daß wir mit dem Zuviel an Lebensmitteln »fertig werden müssen«.

Eine Beeinträchtigung der Nahrungsaufnahme kann aber auch die Folge bestimmter organischer oder auch psychiatrischer Krankheiten sein. Erwähnt seien Erkrankungen, die den Schluckakt beeinträchtigen, wie Tumoren oder Entzündungen im Bereich des Rachens und der Speiseröhre. Aber bereits ein nicht funktionierendes Gebiß oder die Eigenschaft alter Menschen, ihr künstliches Gebiß selten oder überhaupt nicht zu tragen, kann zu einer deut-

Bestimmte organische oder psychiatrische Krankheiten können die Nahrungsaufnahme beeinträchtigen.

lichen Verminderung der Nahrungszufuhr und zur Magersucht führen. Auch psychiatrische Patienten verweigern oft die Nahrungsaufnahme.

Krankheiten, die zur Magersucht führen

Es gibt eine Fülle von Krankheiten, die indirekt zur Magersucht führen, zum Beispiel:

Indirekte Ursachen
- Schilddrüsenüberfunktion (Hyperthyreose)
- Diabetes mellitus (Zuckerkrankheit)
- Erkrankungen der Bauchspeicheldrüse und des Darmes
- Chronische Infektionen
- Krebs

Eine Überfunktion der Schilddrüse, unbehandelter Diabetes und Erkrankungen des Darmes und der Bauchspeicheldrüse können zu einem Energiedefizit führen.

Bei der Überfunktion der Schilddrüse werden zu große Mengen an Schilddrüsenhormonen gebildet, die dann in unnötiger Weise den Grundumsatz und damit den Kalorienbedarf erhöhen. Auf diese Weise kann ein Energiedefizit entstehen.

Beim unbehandelten Diabetes werden große Mengen Zucker, Wasser, Salze und Aminosäuren über die Nieren abgegeben, so daß daraus zu Beginn des Diabetes häufig eine Gewichtsabnahme resultiert (siehe Seite 114 ff.).

Bei Erkrankungen der Bauchspeicheldrüse und des Darms ist entweder die Möglichkeit, die zugeführten Speisen richtig zu verdauen, nicht gegeben (die Nahrung geht z. T. mit Durchfällen verloren) oder die verdaute Nahrung kann durch eine nicht mehr intakte Darmschleimhaut nur unvollständig in den Körper aufgenommen werden. In beiden Fällen kommt es zur Magersucht.

Natürlich können auch chronische Infektionen und insbesondere Krebserkrankungen zur Magersucht führen, wobei hier der Grund – wenn nicht eine dauernde Appetitlosigkeit vorliegt – noch nicht recht aufgeklärt ist. Schließlich sollte man nicht vergessen, daß auch bei Eingeweideparasiten, wie bei Bandwurmbefall, eine

Magersucht entsteht. Letztere Beobachtung hat ja zu der grotesken Vorstellung geführt, daß man die Fettsucht durch Einnahme von Bandwurmeiern (siehe Seite 61) und damit durch die Implantation eines schädlichen Parasiten behandeln könnte!

Auf die Anorexia nervosa und die Bulimie wird gesondert eingegangen (s. u.).

Wie wird Magersucht festgestellt?

Das charakteristische Aussehen magerer Menschen ermöglicht die sofortige Diagnose, die durch das Wiegen auf der Personenwaage bestätigt wird. Die Patienten klagen über Abgeschlagenheit, Kältegefühl, Leistungsminderung sowie Störungen der Potenz oder der Menstruation. Natürlich werden die Fettdepots primär vermindert, wenn auch das Bauchfett bei älteren Menschen oft auffallend lange erhalten bleibt. Die Haut ist dünn und fühlt sich trocken an; sie läßt sich in Falten abheben. Bei einer Hungerdystrophie, die in Notzeiten stets mit einem Mangel an Eiweiß einhergeht, wird man häufiger Wassereinlagerungen (Ödeme) feststellen können. Durch den Eiweißmangel verliert der Körper die Fähigkeit, den kolloidosmotischen Druck aufrechtzuerhalten und das Wasser in der Blutbahn festzuhalten; statt dessen geht es in die Körpergewebe über.

Magersucht äußert sich häufig durch Abgeschlagenheit, Kältegefühl, Leistungsminderung, Potenz- und Menstruationsstörungen.

Patienten, die früher fettsüchtig waren, werden sich bei Abmagerung natürlich äußerlich stärker verändern, als es auf vorher Normalgewichtige zutrifft. Auf Vitaminmangelzustände in dieser Situation wird gesondert eingegangen (siehe Seite 73).

Antriebsschwäche und erniedrigter Grundumsatz

Kennzeichnend für alle Magersüchtigen sind die Antriebsarmut und der erheblich erniedrigte Grundumsatz. Letzteres stellt eine für den Augenblick sinnvolle Maßnahme zum Einsparen von Energie

Bei Magersucht wird der Grundumsatz deutlich erniedrigt.

dar. Unter anderem zeigt sich dieser »Schongang«, den sich der Körper auferlegt, auch in einer allgemeinen Verlangsamung, in einem niedrigen Blutdruck und in einem langsamen Pulsschlag. Auch die Körpertemperatur ist auf 36 °C und weniger erniedrigt.

Anpassung des Stoffwechsels

Es gibt bestimmte biochemische Anpassungsmechanismen, die auch den Stoffwechsel des Magersüchtigen verändern. So gewinnt das Gehirn, das primär auf Traubenzucker angewiesen ist, die Möglichkeit, bestimmte Fettabbauprodukte zu verwerten.

Zahlenbeispiel

Wenn ein 65 kg schwerer Mann ein Viertel seines Körpergewichts abnimmt, dann reduziert er seinen Fettbestand um Dreiviertel der ursprünglichen Menge, den Kohlenhydratgehalt des Körpers um 40 % und den Eiweißbestand und das intrazelluläre Körperwasser um jeweils ein Viertel des Ursprünglichen. Der Bestand an Mineralien nimmt um 10 % ab.

Die Patienten sind in geistiger Hinsicht jedoch meist erstaunlich rege. Weniger die Magersucht selbst als die Diagnose jener Erkrankungen, die das Symptom Magersucht im Gefolge haben können, stellt die eigentlich wichtige diagnostische Aufgabe des Arztes dar.

Formen der Magersucht bei Mädchen und jungen Frauen

Besonders wichtig sind die psychogenen Magersuchtsformen, die sich vorwiegend bei jungen Mädchen und Frauen finden.

Anorexia nervosa

Bei der Anorexia nervosa (Pubertätsmagersucht) steht die Sorge junger Mädchen im Vordergrund, dick zu werden. Auch geringfügige
Gewichtszunahmen, noch weit im Bereich des
Untergewichts, werden als eine Katastrophe
empfunden und mit einer sofortigen neuerli-
chen Reduzierung der Nahrungszufuhr bzw. der
Aufgabe des Essens für eine gewisse Zeit durch
die Patientinnen beantwortet. Die Krankheit betrifft überwiegend junge Mädchen und Frauen
zwischen 15 und 25 Jahren. Seltener, allerdings
in letzter Zeit häufiger, kommt es auch einmal
bei männlichen Personen zur Anorexia nervosa.
Man rechnet, daß auf 12 kranke Frauen ein
männlicher Patient mit Pubertätsmagersucht
trifft. Die Häufigkeit mit 15 Kranken auf 10.000
Einwohner ist wahrscheinlich zu tief gegriffen, da das Krankheitsbild in letzter Zeit ständig zunimmt.

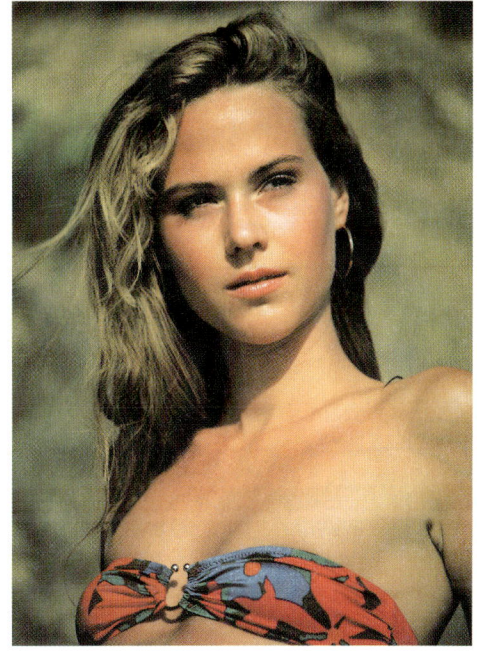

*Die Anorexie betrifft
vor allem junge Frauen
zwischen 15 und
25 Jahren (nach erfolg-
reicher psychoso-
matischer Behandlung).*

Bulimia nervosa (Eß-Brech-Sucht)

Die Bulimia nervosa wurde erst später als Krankheitsbild beschrieben. Das Wort »Bulimia« stammt aus dem Griechischen und bedeutet »Heißhunger«. Hier kommt es zu dem merkwürdigen Phänomen, daß das Verschlingen größerer Nahrungsmittelmengen
innerhalb weniger Stunden durch ein bewußt von den Patientinnen
herbeigeführtes Erbrechen wieder »ausgeglichen« wird. Zwischen-
durch treten Bauchbeschwerden und Schläfrigkeit auf. Die Patienten haben ebenso wie diejenigen mit Anorexia nervosa Angstge-
fühle, wobei sie befürchten, die Willenskontrolle über das Essen zu
verlieren. Auch von diesem Krankheitsbild nimmt man an, daß es

*Bei der Bulimie werden
große Nahrungsmengen
aufgenommen und
anschließend bewußt
wieder erbrochen.*

67

im Zunehmen begriffen ist. Genaue Häufigkeitszahlen liegen noch nicht vor.

Unterschiede zwischen Anorexie und Bulimie

Bei der Bulimia nervosa hat vorher wesentlich häufiger eine Fettsucht bestanden als vor Beginn einer Anorexia nervosa. Außerdem sind bei den Bulimie-Patienten Drogen- und Alkoholmißbrauch nicht selten. Patientinnen mit Anorexia nervosa machen trotz ihrer extremen Magerkeit im allgemeinen keinen depressiven Eindruck, fühlen sich wohl und sind oft überdurchschnittlich intelligent. Bulimie-Patientinnen jedoch fühlen sich krank und leiden darunter. In den Industrienationen sind die Formen der psychogenen Magersucht bezeichnenderweise wesentlich häufiger als in der dritten Welt, während natürlich die Magersucht als Folge des Hungers – wie oben erwähnt – nach wie vor das größte Problem vieler unterentwickelter Länder ist.

Patientinnen mit Anorexie fühlen sich meist wohl und sind nicht depressiv. Bulimie-Patientinnen leiden unter ihrer Krankheit.

Wenn Sie übrigens eine vielleicht etwas eitle, überschlanke Tochter haben, dann brauchen Sie nicht gleich die Diagnose einer Anorexie oder Bulimie zu stellen. Das Schönheitsideal vieler junger Mädchen entspricht eben heutzutage diesem manchmal übertrieben schlanken Typus. Allerdings muß darauf hingewiesen werden, daß es fließende Übergänge zwischen einem solchen Verhalten und echten psychischen Störungen gibt. Dies zu erkennen ist dann eine besonders schwierige Aufgabe für den um Rat gefragten Arzt.

Behandlung

Kausaltherapie

Je nach Ursache der Magersucht sind verschiedene therapeutische Maßnahmen erforderlich. Man kann zwischen einer ursächlichen und einer symptomatischen Behandlung unterscheiden.

Beachten Sie

Unter der ursächlichen Behandlung (Kausaltherapie) der Magersucht ist jede Behandlung zu verstehen, die das zugrundeliegende Leiden beeinflussen oder heilen kann.

Zu denken ist an die Beseitigung anatomischer Hindernisse, die die Nahrungszufuhr beeinträchtigen (Tumoren im Rachen oder in der Speiseröhre), oder bei magersüchtigen Geisteskranken an eine psychiatrische Therapie. Ein Versagen der Verdauungsfunktion wird man durch Ersatz entsprechender Darmfermente weitgehend ausgleichen können. Störungen der Resorption sind wesentlich schwieriger zu behandeln und bedürfen mitunter in schweren Fällen der intravenösen Nahrungszufuhr. Besonders eindrucksvolle Erfolge sind bei der Therapie der Hyperthyreose und des frischen, vorher unbehandelten Diabetes mellitus festzustellen. In solchen Fällen ist natürlich nicht die vermehrte Nahrungszufuhr, sondern die zumeist medikamentös durchgeführte Bremsung der übermäßigen Bildung von Schilddrüsenhormonen bzw. die Diabetestherapie die Behandlungsmethode der Wahl. Sie ermöglichen es, die in richtiger Menge zugeführten Nährstoffe wieder voll zu verwerten. Ähnliches gilt für die Eliminierung von Eingeweideparasiten, also z.B. bei einer erfolgreich durchgeführten Bandwurmkur. Die Abmagerung krebskranker Patienten ist einer Behandlung in der Regel nicht zugänglich, da mit diesem Zustand zumeist eine Phase erreicht ist, in der eine Kausaltherapie nicht mehr möglich ist.

Im Vordergrund der Behandlung von Magersucht steht die Kausaltherapie.

Behandlung von Anorexie und Bulimie

Sehr große therapeutische Probleme gibt es bei den geschilderten Sonderformen der Anorexia nervosa und der Bulimie. Hier sollte man alle Möglichkeiten der psychiatrischen und psychotherapeu-

Patientinnen mit Anorexie benötigen viel Verständnis seitens ihrer Angehörigen.

tischen Behandlung ausschöpfen, um den bedauernswerten Patientinnen zu helfen. Gerade bei den Patientinnen mit Anorexia nervosa kann sich erfreulicherweise das Bild von einem Tag zum andern ändern. Scheinbar hoffnungslose Fälle beginnen aufgrund irgendwelcher äußerer Anlässe wieder Nahrung zu sich zu nehmen und Körpergewicht anzusetzen. Gerade wenn der erste Freund in das Leben eines solchen jungen Mädchens tritt, ist oft die Phase der Anorexia nervosa jäh beendet. Trotzdem soll man nicht mit törichten Sprüchen wie »der fehlt ja nur ein Mann« diese äußerst ernstzunehmende Erkrankung in ihrer Bedeutung abwerten. Fürsorgliche Pflege durch die Angehörigen, u. U. bei extremen Eiweiß- und Vitaminmangelzuständen eine intravenöse oder Sondenernährung und eine gute psychotherapeutische Betreuung müssen eingesetzt werden, um dem Zustand zu begegnen.

Symptomatische Therapie

Die symptomatische Behandlung zielt darauf ab, den Ernährungszustand durch eine allmähliche Steigerung der Kalorienzufuhr zu verbessern.

Neben der Kausaltherapie soll man also den Wert der symptomatischen Behandlung nicht unterschätzen. Im Grunde ist sie stets unentbehrlich. Der Ernährungszustand läßt sich nur dadurch bessern, daß der Brennwert der zugeführten Nahrung größer ist, als es dem Bedarf entspricht. Es ist zweckmäßig, das Körpergewicht vor und nach dem nächtlichen Schlaf festzustellen, und zwar jeweils nach Entleerung der Blase. Auf eine optimale Eiweißzufuhr ist besonders zu achten. Man kann versuchen, durch leichte krankengymnastische Übungen den Muskelansatz zu fördern und damit der Katabolie, also der Einschmelzung von Muskeleiweiß, entgegenzuwirken. Der hier erwünschte Fettansatz wird durch die verstärkte Zufuhr von Kohlenhydraten erleichtert, die nach längerem Hunger auch als der am besten verdauliche und verwertbare Nährstoff anzusehen sind. Um eine ausreichende Energiezufuhr zu gewährleisten, ist natürlich auch eine allmählich zu steigernde Fettmenge erforderlich. Man muß aber mit der Zufuhr dieses Nährstoffs zurückhaltend sein, da der fettentwöhnte Körper hier am ehesten Unverträglichkeitserscheinungen zeigt. Erinnert sei an die traurigen Fälle, bei denen halbverhungerte Kriegsgefangene nach der Entlassung infolge übermäßiger Fettzufuhr nicht behebbare Durchfälle bekamen und verstarben.

Beachten Sie

Die Ernährung magersüchtiger Patienten muß nach Beseitigung der Ursache der Magersucht also sorgfältig und vorsichtig erfolgen. Eine plötzliche, allzu reichliche Kalorienzufuhr ist nicht angezeigt. Die Normalisierung des Körpergewichts wird sich sowieso – wenn überhaupt ein Erfolg in der Behandlung zu verzeichnen ist – erst nach Monaten zeigen.

Künstliche Ernährung

Wie schon erwähnt, kann auch die intravenöse Ernährung oder die Sondenernährung eine wichtige Rolle spielen. Natürlich soll der Patient so schnell wie möglich auf normalem Wege Nahrung zu sich nehmen. Andererseits darf aber nicht verkannt werden, daß die großen Fortschritte auf dem Gebiete der künstlichen Ernährung entscheidend dazu beigetragen haben, vielen Patienten mit Magersucht das Leben zu erhalten. Alle Nährstoffe (Zucker, Fett, Aminosäuren) sowie Vitamine und Mineralien können heute im Bedarfsfall intravenös verabreicht werden.

Heutzutage können Nährstoffe, Vitamine und Mineralien intravenös verabreicht werden.

Medikamentöse Behandlung

Eine medikamentöse Behandlung des Appetitverlustes wird mit verschiedenen Medikamenten versucht, ist aber meist nicht sehr erfolgreich. Dies gilt – grob gesagt – für die psychogenen Formen der Erkrankung, bei der die Patienten nicht essen wollen, ebenso wie für Krebskranke, die nicht essen können. Die Zuwendung seitens der Angehörigen ist in solchen Situationen von größerer Bedeutung als die Versuche, mit Medikamenten den Appetit zu steigern. Geduldiges Zureden – ohne daß Druck oder Zwang ausgeübt wird –, das Zubereiten besonders schmackhafter Speisen und Rücksicht auf die Wünsche oder Antipathien des Patienten sollten helfen, je nach Art des vorliegenden Krankheitsbildes die Magersucht zu heilen oder wenigstens zu bessern.

Zuwendung hilft mehr als Medikamente.

Verlauf und Lebenserwartung

Die Prognose der Magersucht hängt von vielen verschiedenen Faktoren ab:
- Zugrundeliegende Erkrankungen
- Ausmaß der Magersucht
- Dauer der Unterernährung
- Zusammensetzung der Nahrung während der Hungerperiode (Eiweißgehalt!)
- Lebensalter
- Widerstandskraft und der Kooperationsbereitschaft des Patienten

Die Zukunftsaussichten sind um so günstiger, je eher es gelingt, die Unterernährung zu beseitigen.

Mit Sicherheit wird eine über viele Monate oder gar Jahre bestehende Unterernährung zu schweren Schäden im Körper führen. Dies gilt z. B. akut für die Komplikationen, die aus schwerem Kaliummangel entstehen, oder bei einem zu starken Eiweißverlust. Auch sind die Patienten durch Infekte gefährdet: Sie reagieren nicht mehr auf die erforderlichen Medikamente, in diesem Beispiel also auf Antibiotika. Ehemalige Kriegsgefangene mit Hungerdystrophie wiesen immer wieder Leberschäden auf. Auch kommt es bei verminderter Kalziumzufuhr zu einer Entkalkung der Knochen.

Vitaminmangelzustände

In Ergänzung zu den Ausführungen auf Seite 33 und 35 sollen im folgenden einige Vitaminmangelzustände besprochen werden.

In unseren Breiten trifft man kaum jemals auf einen vollständigen Mangel eines oder mehrerer Vitamine (»Avitaminosen«). Sogenannte »Hypovitaminosen«, also eine Unterversorgung mit Vitaminen, sind schwieriger festzustellen als die Folgen eines völligen Vitaminmangels, sind aber bei einseitiger Ernährung (insbesondere bei alten Menschen) und natürlich bei Unterernährung nicht selten. Der Vollständigkeit halber sei erwähnt, daß es auch »Hypervitaminosen« gibt, also eine Vergiftung des Körpers infolge Überdosierung von Vitaminen, was allerdings nur bei einem »Zuviel« an den fettlöslichen Vitaminen A und D und eventuell auch E von Bedeutung ist. Da es sich dabei um ein rein ärztliches Problem handelt, das sich überdies sehr selten stellt, sollen Hypervitaminosen nur beim Vitamin D kurz erörtert werden.

Ein vollständiger Vitaminmangel kommt in Mitteleuropa sehr selten vor; eine Unterversorgung, z. B. bei einseitiger Ernährung, trifft man häufiger an.

Wie sinnvoll sind Vitaminpräparate?

Widerstehen Sie der Versuchung, für alles und jedes Gebrechen einen angeblichen Vitaminmangel verantwortlich zu machen. Die Summen für unnötig eingenommene Vitaminpräparate gehen in die Millionen. Und die Schäden durch übersehene ernste Krankheiten bei Menschen, die ständig ihren »Vitaminmangel« behandelten, sind gar nicht abzuschätzen!

Grundsätzlich ist zu sagen, daß eine unzureichende Versorgung mit Vitaminen zunächst dazu führt, daß die körpereigenen Vorräte dieser Wirkstoffe aufgebraucht werden.

Speicherkapazität einiger lebenswichtiger Stoffe (nach Passmore)	
Vitamin D	kann aus Cholesterin gebildet werden
Vitamin A	1 bis 2 Jahre
Vitamin E	1 Jahr
Vitamin B_1	4 bis 10 Tage
Vitamin B_2	2 bis 6 Wochen
Vitamin B_6	2 bis 6 Wochen
Folsäure	3 bis 4 Monate
Vitamin B_{12}	3 bis 5 Jahre
Kalzium	10 bis 15 Jahre
Eisen	1,5 Jahre

Fehlernährung und falsche Zubereitung der Speisen können einen Vitaminmangel verursachen.

Durch eine falsche Zubereitung von Speisen kann es zu Vitaminmangelzuständen kommen. Nicht nur in den Entwicklungsländern, sondern – wenn auch nicht so ausgeprägt – auch in unseren Breiten führt die geschilderte Fehlernährung (siehe Seite 38) – bevorzugte Zufuhr der Energieträger Zucker, Fett und Alkohol – zu Vitaminmangelzuständen. Bestimmte Krankheiten – insbesondere wenn die Nahrungsaufnahme gestört ist oder Erkrankungen von Niere oder Leber vorliegen – begünstigen ebenfalls Vitaminmangelzustände.

Vitamin-A-Mangel

Haut, Haare, Augen und Fingernägel sind bei einem Vitamin-A-Mangel betroffen.

Der Mangel an Vitamin A zeigt sich in erster Linie an der Haut und an den Augen. Austrocknung und Schuppung der Haut (man spricht von einer Krötenhaut) kommen vor. Die Haare sind trocken und brechen, auch die Fingernägel zeigen Wachstumsstörungen. Wichtig ist, daß man unter Vitamin-A-Mangel die Entwicklung einer

Nachtblindheit beobachten kann, d. h. eine Verminderung der Seh-schärfe im Halbdunkel und im Dunkeln. Diese Mangeler-scheinung läßt sich innerhalb weniger Tage mit Vitamin-A-Gaben völlig beheben. Eine Austrocknung der Bindehaut sieht man nur bei einem besonders ausgeprägten Mangel an Vitamin A. Gefürch-tet sind Infektionen, die sich auf die trocke-ne Bindehaut des Auges aufsetzen und zu Schäden an der Hornhaut und zu erheblichen, dauernden Sehverlusten führen können. Beim Säugling kann es zu einer Wachstumsstörung kommen, mitunter auch zu Blutarmut.

Beachten Sie

Wichtigste Ursachen für einen Mangel an Vitamin A, welches ja ein fettlösliches Vitamin ist, sind Störungen der Fettauf-nahme aus dem Darm, z. B. bei Behinderungen des Gallenflus-ses, bei Pankreaserkrankungen oder bei einer generellen Be-einträchtigung der Aufnahme von Nährstoffen aus dem Darm.

Vitamin-D-Mangel

Die Vitamin-D-Gruppe besteht aus mehreren biologischen Wirk-stoffen, auch als Calciferole bezeichnet. Praktisch am wichtigsten ist der Mangelzustand beim Kind: die früher sehr häufige Rachitis. Zur Verhütung des Vitaminmangels ist die Einwirkung von Sonne von größter Bedeutung. So wird durch Sonnenbestrahlung in der Haut aus Vorstufen des Vitamins natürliches Vitamin D (Cholecalciferol) gebildet, das dann in Leber und Niere erneut chemisch umgewan-delt wird. Daraus ergibt sich schließlich eine Substanz mit der höch-

Vitamin-D-Mangel bei Kindern führt zu Rachitis.

75

sten Vitaminwirksamkeit. Wegen der Bedeutung des Sonnenlichts für die Vitamin-D-Bildung ist die Rachitis in tropischen Ländern sehr selten.

Wie äußert sich Rachitis beim Kind?

Vitamin-D-Mangel kann durch rechtzeitige Gabe von Cholecalciferol behoben werden.

Froschbauch, Verkrümmung der Knochenrippen mit rachitischem »Rosenkranz«, eine eigentümliche Kopfform, typische Röntgenbefunde an den Wachstumsfugen der Knochen und eine sogenannte Olympierstirn sind klassische Zeichen. Aber auch Verdauungsbeschwerden mit Blähungen und Verstopfung sowie Reizbarkeit und Müdigkeit gehören mit zum Krankheitsbild. Die Diagnose ist leicht zu stellen und wird insbesondere durch die Röntgenuntersuchungen und durch Blutkontrollen des Phosphatgehaltes (bei Rachitis erniedrigt!) erhärtet.

Auch beim erwachsenen Menschen bewirkt der Vitamin-D-Mangel massive Störungen, trifft aber hier auf ein Knochensystem, dessen Wachstum bereits beendet ist. Die Resorption von Kalzium aus dem Darm wird bei Vitamin-D-Mangel stark beeinträchtigt. Auf diese Weise kommt es nun wiederum zu Schäden am Skelettsystem (Osteomalazie). Röntgenologisch findet man eine erhöhte Strahlendurchgängigkeit und eine strähnige Zeichnung des Skeletts. Die Knochen sind schmerzempfindlich; überlastete Skeletteile werden regelrecht verbogen. Spezialuntersuchungen des Kalziumstoffwechsels sichern die Diagnose.

Sowohl beim Erwachsenen wie beim Kind lassen sich bei rechtzeitiger Verabreichung von Vitamin D in Form von Cholecalciferol oder auch von späteren Stufen des hormonartigen Vitamins die Mangelzustände beheben.

Vorsicht

Eine Überdosierung von Vitamin D – etwa wenn versehentlich eine zu hohe Dosis des an sich angezeigten Medikaments gegeben wird – kann zu schwersten Schäden führen. Besonders gefürchtet sind Ablagerungen von Kalksalzen in den Gefäßen und in der Niere (mit der Folge eines Nierenversagens).

Vitamin-E-Mangel

Es war bis vor kurzer Zeit noch recht umstritten, ob es ein Krankheitsbild gibt, das einem Vitamin-E-Mangel zuzuordnen ist. Immerhin weiß man jetzt, daß beim Frühgeborenen eine besondere Form der Blutarmut unter Vitamin-E-Mangel auftreten kann. Mangelzustände beim Erwachsenen sind wegen des reichhaltigen Vorkommens von Vitamin E in vielen Lebensmitteln eher unwahrscheinlich. Deshalb muß man auch mit Berichten über Muskelschwund bzw. Veränderungen am Genitalorgan unter Vitamin-E-Mangel skeptisch sein. Hohe Dosen Vitamin E werden bei der Behandlung der Sterilität verabreicht. Dabei hat man die Unschädlichkeit, aber auch die Unwirksamkeit dieser »Therapie« festgestellt.

Vitamin E ist in vielen Nahrungsmitteln enthalten, so daß es bei Erwachsenen kaum zu einem Mangelzustand kommt.

   Hingegen scheint das – wie Vitamin C – als Antioxidans wirksame Vitamin E bei der Behandlung der Arteriosklerose und ihrer Folgen (Herzinfarkt) an Bedeutung zu gewinnen.

Vitamin-K-Mangel

Vitamin K kommt vor allem in verschiedenen Gemüsen vor (siehe Tabelle Seite 34). Da Vitamin K ebenfalls ein fettlösliches Vitamin ist, sind Störungen der Fettresorption – also der Aufnahme von Fett

*Bei Störungen der Fett-
aufnahme aus dem
Darm kann es zu einem
Mangel an Vitamin K
kommen.*

aus dem Darm – mitunter die Ursache für einen Vitamin-K-Mangel. Hierzu gehört insbesondere der Ausfall der für die Fettresorption wichtigen Gallensäuren, der bei einem Verschluß des Gallenganges durch einen Tumor oder einen Stein entstehen kann. Ähnliches wurde auch bei Lebererkrankungen sowie bei Erkrankungen der Bauchspeicheldrüse beobachtet.

Beim Menschen ist ein Vitamin-K-Mangel infolge mangelnder Nahrungszufuhr praktisch nur dann möglich, wenn gleichzeitig die Vitaminsynthese durch Bakterien im Darm nicht mehr stattfindet. Dies kann der Fall sein nach einer Behandlung mit Antibiotika, die das Wachstum der nützlichen Darmbakterien unterdrücken.

Unter der Einwirkung von Vitamin K wird in der Leber ein wichtiger Faktor, der bei der Blutgerinnung eine Rolle spielt, nämlich das sogenannte Prothrombin, gebildet. Aus diesem Grunde ist ein

*Kennzeichnend für einen
Vitamin-K-Mangel ist
die Blutungsneigung.*

besonders wichtiges Symptom des Vitamin-K-Mangels die Blutungsneigung, die sich zuerst in Zahnfleischblutungen und der Ausscheidung von blutigem Urin äußert.

Wichtig

Aus medizinischen Gründen (z. B. bei Durchblutungsstörungen oder Thrombosen) wird der Prothrombinspiegel im Blut des Menschen durch bestimmte Medikamente (Cumarine) bewußt gesenkt.

Es liegt an der Kunst des Arztes und an der Mitarbeit des Patienten, ob dieses Vorgehen erfolgreich ist – d. h., ob der Prothrombinspiegel in dem gewünschten Bereich gehalten werden kann –, oder ob es zu einem zu starken Absinken des Prothrombins und damit zu massiven Blutungen kommt. Wenn dies eintritt, können sofortige Vitamin-K-Gaben mitunter lebensrettend wirken.

Die folgenden Vitamine sind im Gegensatz zu den bisher besprochenen wasserlöslich.

Vitamin-B$_1$-Mangel

Die klassische Erkrankung infolge von Vitamin-B$_1$-Mangel wird als Beriberi bezeichnet und äußert sich durch Appetitlosigkeit, Übelkeit und Erbrechen, Schwäche, Müdigkeit, Verstopfung und Nervenstörungen. Dabei kommt es sowohl zur Überempfindlichkeit wie auch zu unbestimmten anderen Störungen der Sensibilität des Nervensystems und zu Koordinationsstörungen. Psychische und geistige Veränderungen wie Depression, Reizbarkeit, Konzentrations- und Gedächtnisschwäche werden ebenfalls beobachtet.

Der Extremfall des Vitamin-B$_1$-Mangels ist die Beriberi, die zu schweren Störungen des Nervensystems, Wassereinlagerung, Muskelschwund und schließlich zu Herzversagen führen kann.

Beriberi kann sich auf verschiedene Weise äußern. Bei der sogenannten feuchten Form treten zuerst Wassereinlagerungen auf. Später kommt es zu Herzvergrößerung und zum Versagen des Herzens mit plötzlichem Tod. Die sogenannte trockene Form zeigt vorwiegend die geschilderten Nervenstörungen und einen Schwund der Extremitätenmuskulatur. Daneben kann es zu Sehstörungen verschiedener Art, zu Schwäche und zur geistigen Verwirrung kommen. Alkoholismus, der für sich allein schon verschiedene Nervenstörungen im Gefolge haben kann, fördert einen Vitamin-B$_1$-Mangel. Das gleiche gilt für Überanstrengung und Infektionen, die die Symptome einer Beriberi verstärken können. Bei Trinkern ist ein weiterer Nachteil darin zu sehen, daß die Nahrungszufuhr bei extremem Alkoholgenuß im allgemeinen verringert und damit auch weniger Vitamin B$_1$ zugeführt wird.

Anders als Beriberi beim Erwachsenen äußert sich die Vitamin-B$_1$-Mangelerkrankung beim Säugling. Hier muß zunächst immer nach einer Mangelversorgung der Mutter gefahndet werden, da sie bei Unterversorgung mit Vitamin B_1 ihr Kind beim Stillen nicht vor einem Vitamindefizit schützen kann. Die Beriberi-Erkrankung bei Säuglingen verläuft in erster Linie in der feuchten Form und führt – wenn nicht sofort therapeutisch interveniert wird – rasch zum Tode.

Die Behandlung der Beriberi erfolgt durch intravenöse Gabe von Thiamin.

In den westlichen Ländern treten die klassischen Formen des Vitamin-B_1-Mangels kaum auf. Allerdings sollte man bei Alkoholikern mit entsprechenden Beschwerden stets eine Hypovitaminose ausschließen. Als Behandlungsmenge werden 100 mg Thiamin (= Vitamin B_1) pro Tag verabreicht. Während dies bei milderen Mangelzuständen durch orale Gaben geschehen kann, muß die Behandlung bei klassischer Beriberi-Erkrankung intravenös erfolgen.

Vitamin-B_2-Mangel

Vitamin-B_2-Mangel verursacht Schäden an Haut und Schleimhäuten, Sehstörungen und Empfindungsstörungen der Beine.

Symptome infolge Mangels an Vitamin B_2 (Riboflavin) sind recht unspezifisch. Einrisse an den Mundwinkeln, Entzündungen der Zunge und der Mundschleimhaut und Empfindungsstörungen an den Beinen geben erste Hinweise auf einen B_2-Mangel. Im übrigen klagen die Patienten über Ermüdung beim Sehen und eine verringerte Sehschärfe. Außerdem bestehen Entzündungen der Augenlider mit geröteten Bindehäuten. Auch die Haut ist gerötet und schuppig verändert, beginnend an den Nasen-Lippen-Falten, Ohrmuscheln und Augenwinkeln. Die Fingernägel werden glanzlos und brüchig.

Ein alleiniger Vitamin-B_2-Mangel kommt beim Menschen kaum vor. Zumeist besteht ein Mangel an mehreren B-Vitaminen, wozu im weiteren Sinn auch Nikotinsäure und Pantothensäure gezählt werden können. 10 mg Riboflavin täglich genügen, um die Mangelerscheinungen herabzusetzen und letztlich zu beseitigen. Wieder sind es am ehesten Störungen von Leber, Bauchspeicheldrüse und Magen, die einen Riboflavin-Mangel begünstigen können.

Nikotinsäuremangel

Nikotinsäure (oder Nikotinsäureamid) ist in viele Stoffwechsel-vorgänge eingebunden. Mangelerscheinungen machen sich in erster Linie an Haut, Verdauungstrakt und Nervensystem bemerkbar. Bekannt ist das klassische Krankheitsbild der Pellagra, die allerdings durch einen zusätzlichen Mangel an anderen B-Vitaminen kompliziert wird.

Nikotinsäuremangel und Mangel an anderen B-Vitaminen sind für das Krankheitsbild der Pellagra verantwortlich. Alkoholiker sind besonders gefährdet.

Der gesamte Verdauungstrakt kann in Mitleidenschaft gezogen werden. So beobachtet man Entzündungen der Mundhöhle und der Zunge, Magenschmerzen, Blähungen, Durchfälle und krampfartige Beschwerden im Enddarm. Am Nervensystem zeigt sich der Befall durch Störungen des Empfindens und der Beweglichkeit sowie durch zentrale Erscheinungen im Sinne von Schwäche, Schwindel, Schlaflosigkeit und Schmerzen. Die psychische Störung wird erkennbar an der Reizbarkeit und an den Angstzuständen. Man spricht direkt vom »Pellagrawahnsinn« mit einer melancholischen Depression und Selbstmordgedanken. Am bekanntesten sind die Hauterscheinungen, nach der die Pellagra (= rauhe Haut) ihren Namen hat. Insbesondere an den der Sonne ausgesetzten Stellen weist die Haut brennende, schmerzhafte Rötungen auf. Schließlich kommt es zur Braunverfärbung und Ausbildung von Abschilferungen. Übermäßige Hornhautbildung, Einrisse und Ausbildung von Blasen können dazukommen.

In unseren Breiten wird ein Nikotinsäuremangel beinahe ausschließlich in Verbindung mit chronischem Alkoholismus, Leberschrumpfung oder chronischen Durchfällen beobachtet. In den Ländern der dritten Welt kommt die Pellagra vor allem bei reiner Maisernährung vor. Im Gegensatz zu anderen Getreideprodukten enthält Mais wenig Nikotinsäureamid und erlaubt nur eine geringe Freisetzung des vorhandenen Vitamins aus dem Nahrungsmittel.

Bei Behandlung dieses Krankheitsbildes werden tägliche Dosen von 300 bis 500 mg des Vitamins empfohlen.

Vitamin-B$_6$-Mangel

Hautveränderungen, Nervenstörungen und psychische Beschwerden kennzeichnen den – seltenen – Vitamin-B$_6$-Mangel.

Die typischen Vitamin-B$_6$-(Pyridoxin)-Mangelsymptome kommen beim Menschen selten vor. Hautveränderungen, besonders an Nase, Mund und Augen, sind bekannt. Auch die schon wiederholt unter Vitaminmangelstörungen als so charakteristisch erkannten Veränderungen an der Zunge wurden beobachtet. Es soll zu Reizbarkeit, Depressionen, Schläfrigkeit und Nervenentzündungen kommen.

Diese Erscheinungen sind im Kindesalter besonders ausgeprägt; im Elektroenzephalogramm (EEG) finden sich Hinweise auf eine Krampfneigung bei den Patienten. Typisch sind Gewichtsverlust und Neigung zu Infektionen. Die Mangelsymptome verschwinden nach Verabreichung hoher Dosen Vitamin B$_6$ (bis zu 300 mg pro Tag).

Pantothensäuremangel

Ein Mangel an Pantothensäure kommt in Mitteleuropa praktisch nicht vor.

Da das Vitamin Pantothensäure in der Nahrung weit verbreitet ist, kommt ein Mangel infolge ungenügender Zufuhr kaum jemals in Betracht.

Hingegen kann durch Verabreichung eines sogenannten Antagonisten, also einer gegen die Pantothensäurewirkung gerichteten Substanz, ein Mangelzustand verursacht werden. Symptome wie Müdigkeit, Schwäche, Kopfschmerz, Appetitlosigkeit, Übelkeit, Bauchkrämpfe und Erbrechen, Kreislaufstörungen und Neigung zu Infekten sollen dann auftreten. Dieses sehr umstrittene Krankheitsbild hat praktisch kaum Bedeutung.

Biotinmangel

Biotin (auch Vitamin H genannt) ist bei verschiedenen enzymatischen Reaktionen im Körper von Bedeutung. Es ist aber absolut unwahrscheinlich, daß beim Menschen infolge falscher Ernährung ein Biotin-Mangel auftritt. Diese Feststellung ist damit begründet, daß die Darmbakterien – wie schon beim Vitamin K beschrieben – entscheidend zur Versorgung des Menschen mit Biotin beitragen. Nur bei extrem einseitiger Ernährung, die bevorzugt das Biotinbindende rohe Hühnereiweiß enthielt, kam es zu Mangelerscheinungen wie Appetitlosigkeit, Übelkeit, Empfindungsstörungen, Depressionen, Veränderungen an Haut und Schleimhäuten und an der Zunge.

Die Darmbakterien versorgen den Organismus mit Biotin, so daß sich eine Mangelernährung nicht bemerkbar macht.

Folsäuremangel

Bei diesem Krankheitsbild handelt es sich in erster Linie um eine Störung, die die Bildung der Blutzellen betrifft. Es kommt zu typischen Veränderungen, die denen bei Vitamin-B$_{12}$-Mangel (s. u.) ähneln. An den Schleimhäuten werden Entzündungen und Geschwürsbildungen beobachtet, außerdem kommt es zu Resorptionsstörungen und Durchfällen. Auf die mannigfachen Beziehungen zwischen Vitamin B$_{12}$ und Folsäure kann hier nicht eingegangen werden. In den Entwicklungsländern sollen Folsäuremangelzustände häufiger sein als bei uns.

Der Bedarf an Folsäure ist während der Schwangerschaft und in der Stillperiode erhöht.

Vitamin-B$_{12}$-Mangel

Die sogenannte perniziöse Anämie, d. h. eine früher besonders gefürchtete, unbehandelt stets zum Tode führende Form der Blutarmut, beruht auf einem Vitamin-B$_{12}$-Mangel. Man findet bei

Vitamin-B$_{12}$-Mangel ruft ein schweres Krankheitsbild hervor, die perniziöse Anämie.

solchen Patienten typische Blutbildveränderungen, eine rote, brennende Zunge und einen Schwund der Schleimhäute im Verdauungstrakt. Das Fehlen der Salzsäureproduktion der Magenschleimhaut ist ebenso typisch wie Veränderungen am Nervensystem mit Beeinträchtigungen der Sensibilität im weiteren Verlauf der Krankheit.

Schuld an der Unterversorgung mit Vitamin B$_{12}$ ist nur in seltenen Fällen die Zusammensetzung der Nahrung. Die viel häufigere Ursache ist eine Verwertungsstörung durch das Fehlen eines speziellen, in der Magenschleimhaut lokalisierten Faktors (Intrinsic Factor), der normalerweise die Aufnahme des in der Nahrung angebotenen Vitamins B$_{12}$ ermöglicht.

Man nimmt heute an, daß es sich bei der perniziösen Anämie um eine sogenannte Autoimmunkrankheit handelt, die einen Schwund der Magenschleimhaut verursacht und damit zur Blockade der Bildung von Intrinsic Factor führt. Demzufolge wird man ein ähnliches Krankheitsbild auch nach Entfernen des Magens, beispielsweise wegen eines Geschwürs oder wegen eines Tumors, beobachten.

Therapie der perniziösen Anämie

Minimale Dosen von Vitamin B$_{12}$ genügen, um den Patienten völlig gesunden zu lassen. Natürlich muß das Vitamin durch Spritzen unter Umgehung des Verdauungstraktes zugeführt werden, da ja aus den genannten Gründen die Aufnahme (Resorption) von Vitamin B$_{12}$ aus dem Darm blockiert ist.

Unbehandelt führt die perniziöse Anämie zum Tode.

Es sei darauf hingewiesen, daß der lebensrettende Effekt der Vitamin-B$_{12}$-Behandlung bei perniziöser Anämie zu den eindrucksvollsten Behandlungserfolgen der Medizin überhaupt gehört.

Vitamin-C-Mangel

Eine Vitamin-C-Mangelerkrankung kann sowohl im Säuglingsalter (Barlow-Krankheit) als auch im Erwachsenenalter (Skorbut) auftreten. Frühsymptom ist die Blutungsneigung, die an allen Organen und Geweben vorkommen kann. Flächenhafte Hautblutungen sind häufig; außerdem entsteht eine Blutarmut. Schmerzhafte Knochenveränderungen, rosenkranzförmige Anschwellung der Knorpel-Knochen-Grenzen der Rippen, Appetitlosigkeit, Gewichtsabnahme, Schwäche und Infektionsanfälligkeit werden insbesondere im Kindesalter beobachtet, aber in gleicher Weise auch bei Erwachsenen. Lediglich die Veränderungen an den Knochen sind geringer. Besonders auffallend sind das blutende Zahnfleisch und die Lockerung und schließlich der Ausfall der Zähne. Die Blutarmut ist beim Erwachsenen seltener als beim Säugling.

Vitamin-C-Mangel verursacht Blutungsneigung, Knochenveränderungen und allgemeine Schwäche.

Natürlich treten Vitamin-C-Mangelzustände in unseren Breiten kaum auf. Skorbut war die klassische Mangelkrankheit der Seeleute auf längerer Fahrt. Heute kommt es nur bei absolut unzureichender Versorgung – etwa infolge langzeitiger einseitiger Kost ohne Obst und Gemüse – zu ersten Symptomen der Mangelkrankheit. Die therapeutische Gabe von Vitamin C liegt – auch als Antioxidans (siehe Seite 77) – bei 200 bis 400 mg pro Tag. Ob hohe Vitamin-C-Dosen einen Schutz gegenüber Infektionen aller Art ausüben, ist eher umstritten.

Fettstoffwechselstörungen

Die wichtigsten Fettstoffwechselstörungen werden durch Erhöhungen von Cholesterin oder Triglyceriden im Blut hervorgerufen.

Obwohl man natürlich unter einer Fettstoffwechselstörung im weiteren Sinne auch die beschriebene Fettsucht (siehe Seite 40 ff.) verstehen kann, soll hier nur von jenen bedeutsamen Veränderungen des Blutfettgehaltes die Rede sein, die mit erhöhten Spiegeln von Cholesterin oder Triglyceriden (Neutralfetten) einhergehen. Diese Blutfetterhöhungen werden als Hyperlipidämien bezeichnet. Da die Blutfette (Lipide) im Blut zum größten Teil an bestimmte Eiweißkörper gebunden sind, die krankhaften Veränderungen unterliegen können, spricht man auch von Hyperlipoproteinämien, also einem vermehrten Vorkommen von hochmolekularen wasserlöslichen Fett-Eiweiß-Aggregaten.

Wie und warum sind Blutfetterhöhungen schädlich?

Die Normalwerte für Gesamtcholesterin und LDL-Cholesterin sind altersabhängig, die für HDL-Cholesterin geschlechtsabhängig.

Die mit der Nahrung zugeführten Fette werden aus dem Darm aufgenommen und im Blut transportiert (siehe auch Seite 26). Nach jeder fetthaltigen Mahlzeit wird deswegen eine mäßige Hyperlipidämie, also eine Fettanreicherung im Blut, gefunden. Fette sind nicht nur eine wichtige Energiequelle, sondern auch beim Aufbau von Körpergeweben von Bedeutung. Wie etwa beim Blutzucker oder bei harnpflichtigen Substanzen gibt es auch für die Blutfette bestimmte Normalbereiche.

Faustregel: Gesamt-Cholesterin und LDL sollen möglichst niedrig, HDL möglichst hoch sein.

Man weiß mit Sicherheit, daß eine dauerhafte Erhöhung von Triglyceriden und insbesondere von Cholesterin zu schweren Schäden, d. h. zu Veränderungen an den Innenwänden der Arterien führt. Die Arteriosklerose und ihre Folgezustände bilden mit Abstand die häufigste Todesursache in den meisten zivilisierten Ländern.

Blutfettwerte (in mg/dl) für Erwachsene (20–50 Jahre) (nach Schwandt)			
	kein Risiko	**Verdachtsbereich***	**behandlungsbedürftig**
Triglyzeride	‹ 150	150–200	› 200
Gesamtcholesterin	‹ 220	220–260	› 260**
LDL-Cholesterin	‹ 150	150–190	› 190
	prognostisch günstig	**Standardrisiko**	**erhöhtes Risiko**
HDL-Cholesterin (Werte für Männer)	› 55	35–55	‹ 35
HDL-Cholesterin (Werte für Frauen)	› 65	45–65	‹ 45

* Behandlungsbedürftigkeit abhängig vom klinischen Gesamtbild
** Der Wert von 260 mg/dl gilt nur als behandlungsbedürftig,
wenn LDL-Cholesterin › 190 mg/dl bestimmt wird.

Ganz im Vordergrund steht dabei die Schlagaderverhärtung der Herzkranzgefäße (Koronarsklerose), die durch verschiedene Risikofaktoren gefördert wird. Das gleiche gilt für die Entwicklung von Schlaganfällen (Apoplexien), die durch Gefäßveränderungen im Gehirn bedingt sind, sowie für das intermittierende Hinken (Claudicatio intermittens), was durch einen teilweisen oder völligen Verschluß der Beinarterien zustande kommt. Eine Rangordnung der Risikofaktoren für die einzelnen schweren und gefährlichen Krankheitsbilder (Herzinfarkt als Folge der Koronarsklerose, Apoplexie als Folge von Durchblutungsstörungen im Gehirn und Claudicatio intermittens, hervorgerufen durch die Arteriosklerose der Beinarterien) hat Heyden angegeben (siehe Seite 88). Dabei zeigt sich, daß die die Vermehrung von Cholesterin im Blut von besonderer Bedeutung für die häufigste Todesursache, den Herzinfarkt, ist.

Erhöhte Blutfettwerte sind ein wichtiger Risikofaktor für Arteriosklerose und ihre Folgeerkrankungen.

Rangordnung Risikofaktoren für bestimmte Herz-Kreislauf-Erkrankungen (nach Harder)

Apoplexie (Schlaganfall):
1. Hoher Blutdruck
2. Koronare Herzkrankheit
3. Diabetes
4. Fettsucht

Claudicatio intermittens:
1. Zigarettenrauch – Inhalation
2. Diabetes
3. Hypercholesterinämie (Hypertriglyzeridämie)
4. Herzkranzgefäßerkrankung

Herzinfarkt:
1. Hypercholesterinämie
2. Zigarettenrauch – Inhalation
3. Hoher Blutdruck
4. Diabetes
5. Hyperurikämie
6. Fettsucht

Familiäre und sekundäre Hyperlipoproteinämien

Es hat sich bewährt, familiäre Hyperlipoproteinämien von sogenannten sekundären Hyperlipoproteinämien zu unterscheiden.

Familiäre Hypercholesterinämie

Die familiäre Hypercholesterinämie ist besonders gefährlich, wenn beide Eltern belastet sind.

Die familiäre Hypercholesterinämie beruht auf einem Defekt an dem LDL-Rezeptor, so daß es zur Anhäufung des schädlichen Cholesterins mit allen seinen Folgen kommt. Die Patienten sind vor allem durch Koronarsklerose und Herzinfarkt gefährdet. Dies gilt im erschreckenden Ausmaß für die »Reinerbigen« (Homozygoten), bei denen beide Eltern belastet sind und die zumeist schon im Kindesalter an Herzinfarkt versterben. Bei dieser glücklicherweise nur seltenen Störung kommt auf eine Million Gesunder ein reinerbiger Merkmalsträger. In »unreinerbiger« (heterozygoter) Form – wenn

nur ein Elternteil erkrankt ist – findet sich ein Fall von Hyperchole-
sternämie auf tausend Gesunde.

Der folgenden Tabelle sind die Beziehungen zwischen Cholesterinspiegel im Blutplasma und Lebensalter zum Zeitpunkt von
ersten Herzattacken zu entnehmen. Im klinischen Erscheinungsbild
der Patienten sind Cholesterinablagerungen in Form von sogenannten »Xanthomen« an den Achillessehnen oder vor der Kniescheibe bzw. an den Strecksehnen der Finger besonders auffällig.
Ferner sei auf den Hornhautbogen im jugendlichen Alter und die
typischen körnigen, gelblichen Ablagerungen an den Augenlidern
(Xanthelasmen) hingewiesen.

*Auffällig sind Choleste-
rinablagerungen in
Form von Xanthomen
an der Achillessehne,
vor der Kniescheibe und
an den Strecksehnen der
Finger.*

Cholesterinspiegel und Alter zum Zeitpunkt von Herzanfällen (nach Schettler)		
Klasse	**Cholesterin (mg/dl)**	**Durchschnittsalter bei Myokardinfarkt**
Familiäre Hyper- cholesterinämie schweren Ausmaßes	600–1000	‹ 20
Familiäre Hyper- cholesterinämie leichteren Ausmaßes	300–500	40–50
Normal	150–250	› 50

Familiäre kombinierte Hyperlipidämie

Diese Form der Hyperlipidämie ist am häufigsten. Die Lipopro-
teinmuster können sich ganz verschieden ausprägen. Im allgemeinen kommt es zu dem Krankheitsbild erst im Erwachsenenalter.
Xanthome sind selten, hingegen ist das Risiko einer koronaren
Herzerkrankung deutlich erhöht.

*Dies ist die
häufigste Form
der Hyper-
lipidämien.*

Fallbeispiel

Ich erinnere mich an einen Patienten, der an einer ungewöhnlichen familiären kombinierten Hyperlipidämie erkrankt war, mit Cholesterinwerten um 600 mg/dl und extrem erhöhten Triglyceridwerten von ca. 4000 mg/dl. Der Patient war erst zu einer Einhaltung der Diät und einer rapiden Gewichtsabnahme zu bewegen, als ich ihm eine Probe seines Blutes zeigte, das 24 Stunden gestanden hatte. Über dem Blutkuchen, der im wesentlichen von den Blutkörperchen gebildet wird, hatte sich das Blutserum abgesetzt, eine normalerweise bernsteinfarbene durchsichtige Flüssigkeit. Wegen der stark erhöhten Triglyceridwerte, die etwa dem Fettgehalt von Kuhmilch entsprachen, war aber der Überstand des Blutserums rahmig trüb. Dieser Anblick erschreckte den Patienten ungemein.

Erhöhte Triglyceridwerte können zu Blutgerinnseln und Thrombosen führen.

Dabei war zu bedenken, daß jener Anteil der Blutfette – nämlich das Cholesterin –, der im Hinblick auf Gefäßkomplikationen noch gefährlicher ist als die Triglyceride, nicht zur Trübung des Blutüberstands beiträgt. So haben ja auch Patienten mit einer isolierten familiären Hypercholesterinämie kein trübes Blutserum. Trotzdem sind natürlich auch die Triglyceriderhöhungen – vor allem in einer derartigen Dimension wie bei unserem Patienten – nicht ungefährlich, da sie das rahmige Blut veranlassen können, Blutgerinnsel zu bilden und Thrombosen zu bewirken.

Familiäre Hypertriglyceridämie

Auch hier erkranken die Patienten zumeist erst im Erwachsenenalter. Oft findet man dabei eine Fettsucht, einen milden Diabetes und manchmal auch eine Erhöhung der Harnsäurewerte. Die Gefahr für diese Patienten, an einem Herzinfarkt zu erkranken, ist relativ gering. Wichtig für die Diagnose ist die gründliche Unter-suchung der Familie, um den Erbgang nachweisen zu können.

Andere familiäre Störungen des Lipoproteinstoffwechsels sollen wegen ihrer Seltenheit hier nicht besprochen werden.

Die Gefahr eines Herzinfarktes ist hierbei relativ gering.

Sekundäre Hyperlipoproteinämien

Diese Formen der Blutfetterhöhung sind außerordentlich häufig und besonders wichtig. Wie der Name sagt, treten sie im Gefolge anderer Krankheiten auf und lassen sich deswegen auch in erster Linie durch die Therapie der Grundkrankheit behandeln.

Beachten Sie

Sekundäre Hyperlipoproteinämien können bei Krankheiten von Leber, Bauchspeicheldrüse, Schilddrüse oder Nieren so-wie nach falscher Ernährung oder Einnahme von bestimmten Medikamenten oder Hormonen auftreten.

Der später zu besprechende Diabetes kann erhebliche Fettstoff-wechselstörungen im Gefolge haben, insbesondere wenn er unge-nügend behandelt wird. Die Entzündung der Bauchspeicheldrüse geht mit ähnlichen Veränderungen einher. Leberkrankheiten, die zum Verschluß der Gallenwege mit einer Abflußstörung der Galle führen, zeigen im allgemeinen eine LDL-Erhöhung (der Stoffwech-sel der Gallensäuren ist eng mit dem des Cholesterins verbunden). Hingewiesen sei auf die Unterfunktion der Schilddrüse (Hypo-thyreose), die früher – bevor man die Schilddrüsenhormone direkt im Blut bestimmen konnte – oft aufgrund eines hohen Chole-sterinspiegels vermutet wurde.

Von großer Bedeutung ist die enorme Erhöhung der Triglyceride durch Fettsucht und Alkohol. Da Fettsüchtige oft Alkohol trinken

Sekundäre Hyper-lipoproteinämien sind gut zu behandeln, wenn man die zugrunde-liegende Erkrankung erkannt hat.

(und gar nicht selten zusätzlich einen Diabetes haben), ergeben sich hieraus die höchsten Triglyceridspiegel in Form einer massiven sekundären Hyperlipoproteinämie. Die Blutfettveränderungen während der Schwangerschaft gehen in aller Regel nach der Entbindung sofort zurück.

> Fettsucht und Alkoholmißbrauch lassen die Triglyceridwerte enorm ansteigen.

Was spricht für eine Hyperlipidämie? (nach Wolfram)

Familienvorgeschichte:
- Herz- und Gefäßkrankheiten
- Schlaganfall
- Hochdruck
- Diabetes mellitus
- Gicht
- Xanthome
- Hyperlipidämie

Vorgeschichte des Patienten:
- Xanthome
- Diabetes mellitus
- Gicht
- Hochdruck
- Krankheiten von Leber, Bauchspeicheldrüse, Schilddrüse, Niere
- Arzneimittel (z. B. Ovulationshemmer)

- Ernährungsgewohnheiten (Alkoholkonsum, fettreiche Nahrung, überkalorische Ernährung)

Befund des Patienten:
- Übergewicht
- Herz- und Gefäßkrankheiten
- Xanthome (Haut, Sehnen)
- Weißlicher Bogen an der Hornhaut (vor allem unter 40 Jahren)
- Diabetes mellitus
- Gicht
- Krankheiten von Leber, Bauchspeicheldrüse, Schilddrüse, Niere
- Schwangerschaft (normale Hyperlipidämie)

Wie erkennt man Hyperlipoproteinämien?

Eine Hyperlipoproteinämie wird stets mit der Bestimmung von Cholesterin und Triglyceriden festgestellt, aber schon vorher durch den beim Patienten erhobenen Untersuchungsbefund wahrscheinlich gemacht. Unabhängig davon, ob es sich nun um eine familiäre oder um eine sekundäre Hyperlipoproteinämie handelt, geben die von Wolfram zusammengestellten Krankheitszeichen Hinweise auf eine Fettstoffwechselstörung (siehe Tabelle Seite 92). Bedeutsam sind also:

- die Familienvorgeschichte (Familienanamnese),
- die eigene Anamnese des Patienten und
- der beim Kranken erhobene körperliche Befund.

Aufgrund der Ausführungen ist verständlich, daß die notwendigen Blutabnahmen nüchtern erfolgen sollen (andernfalls würde eine fettreiche Mahlzeit die Ergebnisse verfälschen). Auch sollen nach Möglichkeit Arzneimittel, die den Blutfettspiegel beeinflussen, zwei Wochen vorher abgesetzt werden. Wünschenswert ist stets, daß erhöhte Blutfettwerte unter den gleichen Bedingungen durch Kontrolluntersuchungen erhärtet werden. Für die Blutfette gelten die Normalwerte der Tabelle Seite 87. Es sei darauf hingewiesen, daß nicht das gesamte Cholesterin im Blut an LDL gebunden ist, weswegen man Gesamtcholesterin von LDL unterscheidet. Obwohl das LDL-Cholesterin aufgrund der obigen Ausführungen natürlich von besonderer Bedeutung ist, kann man sich mitunter bereits an dem leichter bestimmbaren Gesamtcholesterin orientieren. Auf die mögliche Schutzfunktion des HDL-Cholesterin – mit unterschiedlichen Werten für Männer und Frauen (siehe Tabelle Seite 87) – wurde bereits hingewiesen.

Die wichtigste Untersuchung ist die Bestimmung des Cholesterins und der Triglyceride im Blut.

Behandlung mit Diät

Ganz im Vordergrund der Behandlung der Fettstoffwechselstörungen steht – bei den sekundären Hyperlipoproteinämien – die Therapie eines eventuell vorhandenen Grundleidens sowie bei trotzdem weiter bestehender Blutfetterhöhung und bei allen Formen der familiären Hyperlipoproteinämie die Behandlung mit Diät.

Die Diätbehandlung nimmt eine wichtige Rolle ein.

Beachten Sie

Immer wieder kann man hören, daß die Ernährung mit der Arteriosklerose und auch mit der ihr zugrundeliegenden Fettstoffwechselstörung nichts zu tun hat. Dies ist sicherlich falsch. Ohne Zweifel ist – vor allem in der Form der Bauchfettsucht – schon das Übergewicht ein wichtiger Schrittmacher für die Entstehung der Arteriosklerose. Bei normalgewichtigen und untergewichtigen Menschen tritt die generalisierte Gefäßerkrankung wesentlich seltener auf.

Arteriosklerose in Notzeiten selten

Sozusagen als »Großversuch« ist anzusehen, daß in Notzeiten, also bei länger dauerndem Hunger, sich kaum schwere Formen der Arteriosklerose und insbesondere nur selten die Herzkranzgefäßerkrankung mit der Folge des Infarkts bemerkbar machen. Mit »besserer« Ernährung und der allgemeinen Zunahme des Körpergewichts steigt auch die Sterblichkeit an Arteriosklerose.

Zu viel Fett ist ungesund

Da die Blutfettkonzentrationen im wesentlichen durch dauerhaft hohe Fettzufuhr beeinflußt werden, muß der Fettgehalt der Nahrung – neben dem Anstreben des normalen Körpergewichts – vermindert werden. Es gibt genügend Beweise dafür, daß erhöhte Cholesterinkonzentrationen im Blut zu den wichtigsten Risikofaktoren der Arteriosklerose und ihrer Folgen, insbesondere der Herzkranzgefäßerkrankung, gehören. Da solche Krankheitsbilder also durch hohe Cholesterinkonzentrationen gefördert werden, muß angestrebt werden, die Blutcholesterinspiegel der Bevölkerung durch entsprechende Ernährungsmaßnahmen zu senken (s. u.).

Der Fettgehalt der Nahrung muß unbedingt reduziert werden.

Wichtige Ernährungshinweise

■ Senken Sie bei vorhandener Fettsucht die Gesamtkalorien-
zufuhr und vermindern Sie im übrigen den Anteil gesättigter Fette in der Nahrung stark.

■ Nehmen Sie nicht mehr als 300 mg Cholesterin pro Tag auf.

■ Das Verhältnis von mehrfach ungesättigten zu einfach ungesättigten (z. B. Olivenöl) bzw. gesättigten Fettsäuren sollte annähernd gleich sein (je ein Drittel).

■ Nahrungsmittel wie Gemüse und Obst, die reich an Ballast-
stoffen sind (z. B. Pektine, Guar), senken die Blutfettspiegel und sollten vermehrt zugeführt werden.

■ Wenn Sie den Eiweißanteil an der Ernährung
erhöhen wollen, sollten Sie vor allem auf
pflanzliches Protein zurückgreifen, da
bei tierischem Eiweiß zumeist eine
größere Fettmenge mit aufgenommen
wird. Außerdem führt man mit pflanzlichem
Eiweiß auch vermehrt die ebenfalls in den
Pflanzen vorkommenden Ballaststoffe zu.

Aufgrund der Ernährungsgewohnheiten in den USA wurden dort im Dezember 1977 allgemeine Diätziele formuliert, die weitgehend den eben gemachten Ausführungen entsprechen (siehe Tabelle auf der nächsten Seite).

Bei erhöhtem Blutdruck empfiehlt es sich, den Salzverbrauch einzu-schränken.

Nach Schettler sind diese Ziele durch verschiedene Maßnahmen zu erreichen (siehe Tabelle Seite 96). Die Einschränkung des Salzver-brauchs zielt eindeutig auf die Reduzierung der sich sonst allmäh-lich erhöhenden Blutdruckwerte (Hypertonie) ab, die ja ebenfalls von großem Einfluß auf die Entstehung der Arteriosklerose sind (siehe Tabelle Seite 88).

Ziele der Diät (definiert 1977 für die USA, nach Schettler)

1. Zur Vermeidung von Übergewicht soll nur so viel Energie mit der Nahrung zugeführt werden, wie verbraucht wird. Bei Übergewicht sollen die Energiezufuhr vermindert und die Energieabgabe gesteigert werden.
2. Der Konsum komplexer Kohlenhydrate und »natürlich vorkommender« Zucker soll von etwa 28 auf 48 Energieprozent erhöht werden.
3. Der Konsum raffinierter und verarbeiteter Zucker soll um etwa 45 % auf etwa 10 % der Gesamtenergiezufuhr vermindert werden.
4. Der Verzehr gesättigter Fette soll auf etwa 10 % der Energiezufuhr reduziert werden. Dafür soll der Konsum mehrfach und einfach ungesättigter Fette auf jeweils etwa 10 Energieprozent angehoben werden.
5. Die Cholesterinzufuhr soll auf etwa 300 mg pro Tag beschränkt werden.
6. Die Aufnahme von Natrium soll durch Reduktion des Salzverzehrs auf etwa 5 g NaCl beschränkt werden.

Sprechen Sie mit Ihrem Arzt, wenn Sie sich an diese Regeln halten möchten.

Empfehlungen zur Änderung der Nahrungsauswahl (nach Schettler)

1. Essen Sie mehr Früchte, Gemüse und Vollkornbrot.
2. Schränken Sie den Konsum raffinierter und anderer bearbeiteter Zucker sowie von zuckerhaltigen Nahrungsmitteln ein.
3. Vermeiden Sie weitgehend Nahrungsmittel mit hohem Fettanteil. Gesättigte Fette – ob tierisch oder pflanzlich – sollen zum Teil durch mehrfach ungesättigte Fette ersetzt werden.
4. Schränken Sie den Konsum tierischer Fette ein. Beachten Sie diesen Gesichtspunkt bei der Auswahl von Fleisch, Geflügel und Fisch.
5. Außer für Kleinkinder sollen fettarme oder fettfreie Milch und fettarme Molkereiprodukte bevorzugt werden.
6. Verringern Sie den Konsum von Eiern, Butter und anderen cholesterinreichen Lebensmitteln. Diese Maßnahmen sind weniger streng durchzuführen bei Frauen vor der Menopause, kleinen Kindern und älteren Menschen, um die Vorteile von Eiern in der Nahrung nicht aufgeben zu müssen.
7. Schränken Sie den Salzverbrauch und den Verzehr salzreicher Lebensmittel ein.

Noch ein Wort zu den gesättigten Fetten: Diese Fette enthalten langkettige, gesättigte Fettsäuren und finden sich vorwiegend im tierischen Fett, kommen aber auch z. B. im Kokosfett vor. Mehrfach ungesättigte Fettsäuren, auch Polyenfettsäuren genannt, finden sich z. B. in Maiskeimöl und Sonnenblumenöl. Das Verhältnis von Polyenfettsäuren zu langkettigen gesättigten Fettsäuren in der Nahrung wird kurz PS-Quotient genannt. Der PS-Quotient der Nahrung in unserem Lande liegt zur Zeit etwa bei 0,3. Wenn die oben geschilderten Diätprinzipien weitestgehend beherzigt würden, sollte er auf 1,0, also zugunsten der mehrfach ungesättigten Fettsäuren, angehoben werden können. Natürlich sinkt durch eine Verminderung des Cholesteringehaltes in der Nahrung auch der Cholesterinspiegel im Blut ab, aber auch eine Vermehrung des ungesättigten Fettanteils in der Nahrung anstelle gesättigter Fette hat diesen Effekt (siehe auch Umschlaginnenseiten).

Achten Sie darauf, vorwiegend mehrfach ungesättigte Fettsäuren, die z. B. in Maiskeim- und Sonnenblumenöl vorkommen, zu sich zu nehmen.

Auch den einfach ungesättigten Fettsäuren räumt man neuerdings einen Platz bei der Fettzufuhr ein (s. S. 99).

Diätetische Maßnahmen oder Medikamente?

Um krankhaft erhöhte Blutfettwerte zu senken, verdienen Ernährungsmaßnahmen stets den Vorzug. Die Normalisierung erhöhter Blutfettwerte durch Diät ist das erste Therapieziel. Erst wenn diese Maßnahmen nicht genügend greifen, kommen Medikamente zu ihrem Recht.

Medikamentöse Behandlung

Substanzen, die die Hemmung der Cholesterinaufnahme oder -wiederaufnahme aus dem Darm bewirken (Sitosterin, Colestipol, Cholestyramin) bzw. die am stärksten Cholesterin-senkenden, die Cholesterin-Synthese hemmenden Medikamente vom Typ der Statine (z. B. Lovastatin, Prarastatin, Cerivastatin u. a.) stehen bei der Behandlung der familiären Hypercholesterinämie ganz im Vordergrund. Der zusätzliche Einsatz von Clofibrat und Nikotinsäure kann ebenfalls die Hypercholesterinämie beeinflussen.

Abkömmlinge des Clofibrats (Bezafibrat, Etofibrat etc.) sind in den letzten Jahren immer mehr in den Vordergrund getreten, zumal sie kaum Nebenwirkungen aufweisen. Diese Substanzen wirken nicht nur mäßig cholesterinsenkend, sondern verringern vor allem auch deutlich die krankhaft erhöhten Triglyceridwerte. Der günstige Effekt auf die HDL-Lipoproteine wird besonders unter Bezafibrat, aber auch unter Statinen beobachtet. Wichtig ist, daß es mit dem Einsatz dieser Mittel gelingt, die Blutfettspiegel über den ganzen Tag zu senken. Verschiedene Substanzen wie Bezafibrat wirken auf die Blutgerinnung und auf die Viskosität des Blutes ein, d. h. sie vermehren die Fließgeschwindigkeit des Blutes und erniedrigen damit das Thromboserisiko. Schilddrüsenhormone wird man selten verabreichen, obwohl auch sie die Blutfettwerte senken. Das Risiko von Nebenwirkungen ist dabei zu groß.

Medikamente behindern entweder die Aufnahme von Cholesterin aus dem Darm oder hemmen die Synthese.

Andere Maßnahmen zur Blutfettsenkung

Extrem hohe Cholesterinwerte können durch einen Austausch des Blutplasmas gesenkt werden.

Bei den schwersten familiären Hypercholesterinämien (siehe Seite 89) helfen weder Diät noch Medikamente in ausreichendem Maße. Hier hat man häufig mit Erfolg einen Blutplasma-Austausch durchgeführt oder – seltener – mit plastischen operativen Maßnahmen eine Korrektur der extrem erhöhten Cholesterinwerte erzielt. Durch eine operative Senkung des Pfortaderdrucks oder die Ausschaltung von Dünndarmabschnitten, die das Cholesterin resorbieren, kann man eine gewisse Besserung erreichen. Von Stoffel wurde ein Verfahren angegeben, das auf der Entfernung arteriosklerosewirksamer Blutfette aus dem Blut mittels immunologischer Ausfällung beruht. Diese und andere Maßnahmen sind sicherlich erforderlich und müssen noch weiter verbessert werden.

Gicht

Unter Gicht wird fälschlicherweise in der Bevölkerung oft ein Krankheitsbild verstanden, das die Ärzte als chronische Polyarthritis bezeichnen, also als eine Form des Gelenkrheumatismus. Es ist demgegenüber festzustellen, daß es sich bei der Gicht um eine »klassische« Stoffwechselkrankheit handelt, die zwar auch an den Gelenken Veränderungen hervorrufen kann, aber im übrigen auf einer Stoffwechselstörung des Gesamtorganismus beruht. Auch unterscheiden sich die Gelenkveränderungen bei der Gicht deutlich von denen rheumatischer Krankheitsbilder.

Gicht ist nicht mit Rheuma gleichzusetzen.

Nicht selten beginnt die Gicht mit einer akuten Entzündung eines einzelnen Gelenks, wobei nach beschwerdefreien Intervallen allmählich eine zerstörende Gelenkerkrankung auftreten kann. Die Ursache der Gicht ist eine angeborene Stoffwechselstörung; d. h. familiär gehäuft werden krankhafte Erhöhungen der Harnsäurespiegel im Blut festgestellt. Neben den akuten und chronischen Gelenkveränderungen kommt es zu Ablagerungen von Harnsäurekristallen in verschiedenen Geweben (Tophi) und – als wichtige Komplikation – zur Gichtniere, die zum Nierenversagen führen kann. Auch die bei der Gicht häufigen Harnsäuresteine können eine ernste Nierenerkrankung im Gefolge haben.

Bei der Gicht kommt es zu einer Erhöhung der Harnsäurewerte im Blut, die zu typischen Veränderungen der Nieren und der Gelenke führt.

Die Gicht ist wesentlich häufiger geworden, nachdem sich die Ernährung der Bevölkerung entscheidend »gebessert« oder – wenn man so will – im Sinne der Überernährung »verschlechtert« hat. Immer wieder stoßen wir auf diese Erkenntnis, wie sie bereits für die Zunahme der Fettstoffwechselstörungen beschrieben wurde (siehe Seite 94) und wie wir sie im nächsten Kapitel bei der Zuckerkrankheit (Diabetes mellitus) wiederfinden werden. Die Gicht ist also sowohl erblichen Ursprungs als auch entscheidend von Umweltfaktoren abhängig.

Was bedeutet eine Erhöhung der Harnsäurespiegel?

Der Harnsäurespiegel im Blut ist bei Männern höher als bei Frauen.

Die Erhöhung der Harnsäurespiegel im Blut wird auch Hyperurikämie genannt. Die Harnsäurespiegel im menschlichen Blutserum weisen in Abhängigkeit von Alter und Geschlecht unterschiedliche Normalwerte auf. Die Serumharnsäurespiegel beim Mann liegen im Durchschnitt höher als bei der Frau und erreichen erstaunlicherweise schon in sehr frühem Lebensalter ihren höchsten Gipfel. Bei den Frauen kommt es erst mit dem Klimakterium zu einem stärkeren Anstieg, der fast – aber nicht ganz – den Werten der Männer gleichkommt.

Normalwerte der Harnsäure

Die Hyperurikämie beginnt bei Harnsäurewerten im Blut von mehr als 6,5 mg/dl.

Wenn man bedenkt, unter welchen Bedingungen die Harnsäuresalze auszufallen beginnen – und damit zu den oben geschilderten Veränderungen an verschiedenen Geweben wie Gelenken und Niere führen – kann man die Hyperurikämie definieren als einen Zustand, bei dem die Harnsäurekonzentration im Blut über 6,5 mg/dl liegt. Interessant ist nun, daß krankhafte Zustände in der Regel aber erst bei deutlich höheren Werten auftreten. Bei einer großen Studie wurde festgestellt, daß über einen Beobachtungszeitraum von 12 Jahren und bei einem Durchschnittsalter der untersuchten Personen von 44 Jahren bei 9,2 % der Männer und 0,4 % der Frauen Harnsäurewerte von 7,0 mg/dl und darüber auftraten. Nur jede fünfte dieser Personen hatte eine Gicht. Mit steigenden Harnsäurespiegeln im Blut nimmt das Risiko einer manifesten Gichterkrankung mit Gelenkbefall zu. So beträgt der Prozentsatz des Gichtbefalls bei Harnsäurewerten von 8–9 mg/dl bereits 25 % und bei 9 mg/dl und mehr sogar 90 %. Nierensteine wurden bei dieser Studie bei 40 % aller Personen mit den Extremwerten von Harnsäurespiegeln über 9 mg/dl festgestellt.

Harnsäurestoffwechsel

Die Grundlagen des Harnsäurestoffwechsels sind recht kompliziert. Hier sei nur erwähnt, daß Harnsäure zum Teil in der Dünndarmschleimhaut und vor allem in der Leber als Endprodukt des Purinstoffwechsels entsteht. Über den Puringehalt in verschiedenen Lebensmitteln wird später berichtet (siehe Seite 106).

Die körpereigene Harnsäurebildung ist höher als die übliche Aufnahme von Purinen mit der Nahrung.

Der Harnsäurebestand des Körpers resultiert aus Zufuhr und Ausscheidung. Besonders eindrucksvoll ist dies der folgenden Abbildung nach Gröbner zu entnehmen. Dabei zeigt sich, daß die körpereigene (endogene) Harnsäuresynthese ungefähr 350 mg pro Tag beträgt und somit die exogene, d. h. mit der Nahrung veranlaßte Purinzufuhr sogar noch etwas übertrifft. Die Ausscheidung der Harnsäure erfolgt zum größten Teil über die Niere und zum geringeren Teil über den Darm.

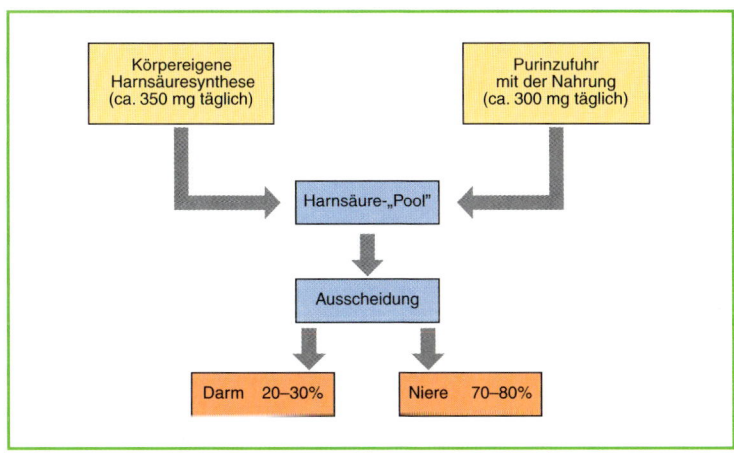

Synthese und Ausscheidung der Harnsäure (nach Gröbner)

Über die der Gicht zugrundeliegende Stoffwechselstörung war man sich lange Zeit nicht einig. Es wäre denkbar, sowohl eine Theorie der Überproduktion von Harnsäure als auch eine Störung der Harnsäureausscheidung zu diskutieren. Inzwischen weiß man, daß bei

Ursache der Gicht ist in 99% der Fälle eine Ausscheidungsstörung der Niere (Nierengicht).

fast allen Gichtpatienten die Ausscheidungsstörung der Niere im Vordergrund steht und daß nur etwa 1 % der Patienten mit familiärer Hyperurikämie eine vermehrte endogene Harnsäuresynthese aufweist.

Gichtniere und Nierengicht

Wie bei den Fettstoffwechselstörungen kann man neben den familiären Formen auch sekundäre Hyperurikämien unterscheiden. Besonders häufig sind dabei Hyperurikämien bei Bluterkrankungen mit vermehrtem Blutzerfall. Dies beruht auf dem Anfluten von großen Purinmengen, die in den Zellkernen der abgebauten Blutzellen enthalten sind. Auch bei Nierenkrankheiten kommt es bei Patienten, die an sich keine typische Gicht aufweisen, mitunter zu einem Unvermögen, Harnsäure auszuscheiden, und damit zu einem Anstieg der Blutharnsäurewerte. Man kann also zwischen einer Gichtniere (Zerstörung der Niere durch die bei Gicht gebildeten Harnsäurekristalle) und einer Nierengicht (Entstehung einer Hyperurikämie durch verminderte Ausscheidung der Harnsäure) unterscheiden.

Wie verläuft die Gicht?

Allgemein werden vier Stadien der Gicht unterschieden:

Stadien der Gicht
1. Erhöhte Blutharnsäurewerte ohne krankhafte Erscheinungen
2. Der akute Gichtanfall
3. Das Intervall zwischen den Anfällen
4. Die chronische Gicht

Der akute Gichtanfall und die chronische Gicht bedürfen einer besonderen Besprechung. Der akute Gichtanfall äußert sich mit einer starken Schmerzhaftigkeit, Entzündung und Rötung eines einzel-

nen Gelenkes. Zu 80 % treten diese Anfälle im Großzehengrund-
gelenk auf, nur zu 10 % in Sprunggelenk und Fußwurzel und zu 5 %
im Kniegelenk. Fingergelenke und Handgelenke, die bei der chronischen Polyarthritis (»rheumatoide Arthritis«) im Vordergrund
stehen, sind nur in 3 % bzw. 2 % durch einen akuten Gichtanfall
betroffen. Der Gichtanfall entsteht wohl dadurch, daß sich der
Harnsäurespiegel in der Gelenkflüssigkeit kurzfristig erhöht, wobei
Harnsäuresalze ausfallen. Dies führt zu einer entzündlichen Reaktion, die oft genug als bakterielle Gewebeentzündung allgemeiner
Art fehlgedeutet wird.

Der akute Gichtanfall ist äußerst schmerhaft und tritt überwiegend im Grundgelenk der großen Zehen auf.

Die nach dem symptomfreien Intervall auftretende chronische
Gicht ist besonders gefürchtet. Hier kommt es nun zu allgemeinen
Gelenkveränderungen durch Zerstörung gelenknaher Knochen-
anteile als Folge der Ablagerung von Harnsäure. Wie beim Gelenkrheumatismus sieht man dann auch Deformierungen, allerdings
etwas anderer Art. Die Tophi treten besonders in den Sehnenscheiden oder Schleimbeuteln auf. Am äußeren Ohr besitzen sie einen
hohen diagnostischen Wert. Zur chronischen Gicht gehören letztlich die erwähnte Gichtniere und das Harnsäuresteinleiden.

Wie wird Gicht festgestellt?

Natürlich kann der aufmerksame und geschulte Arzt die Diagnose
aufgrund eines typischen Gichtanfalles stellen. Besonders wichtig
ist, daß ein spezifisches Mittel gegen den Gichtanfall, nämlich
Colchicin, zur Schmerzfreiheit des Patienten führt. Der erfahrene
Arzt wird in der Regel deswegen nur dieses Medikament für die
Behandlung des Gichtanfalles verwenden, um sich eine solche
diagnostische Hilfe nicht entgehen zu lassen. Selbstverständlich
muß die Gichtdiagnose durch die erhöhten Blutharnsäurespiegel
abgesichert werden, wobei der Einfluß bestimmter harnsäure-
steigernder Medikamente beachtet werden soll.

Ein Gichtanfall läßt sich mit Colchizin behandeln, was auch bei der Diagnose hilft.

Gichtpatienten müssen immer auf ihre Nierenfunktion untersucht werden.

Auch wenn man einen kürzeren Verlauf der Gicht bei einem Patienten mit akutem Gichtanfall vermutet, muß man doch so handeln, als sei dies womöglich die Spitze eines Eisbergs. Gichtpatienten sind also auf alle Fälle auch auf ihre Nierenfunktion zu untersuchen, damit nicht die Gichtniere oder Harnsäuresteine übersehen werden. Auch sollte man an die Möglichkeit einer sekundären Hyperurikämie denken und z. B. zum Ausschluß eines Blutleidens entsprechende Untersuchungen durchführen.

Schließlich muß darauf hingewiesen werden, daß Alkoholiker, aber auch Diabetiker nicht selten eine Hyperurikämie aufweisen. Im ersten Fall ist der Alkoholentzug die Behandlung der Wahl, im zweiten Fall wird oft neben der guten Einstellung des Diabetes eine zusätzliche diätetische und medikamentöse Behandlung der Gicht erforderlich sein. Die »sicherste Diagnose« der Gicht kann im übrigen dann gestellt werden, wenn es gelingt, aus einem Tophus Harnsäurekristalle vorsichtig zu entnehmen und diese mit Hilfe einer chemischen Probe als solche nachzuweisen. Häufiger kann allerdings der röntgenologische Nachweis von Knochentophi geführt werden. Auf eine größere Zahl eher seltenerer Krankheitsbilder, die eine Gichtdiagnose vortäuschen können, soll hier nicht näher eingegangen werden. Wichtig ist vor allem die oben erwähnte Verwechslung des akuten Gichtanfalls mit anderen entzündlichen Erkrankungen, die unbedingt vermieden werden muß.

Der Nachweis von Harnsäurekristallen gilt als sicherste Diagnose.

Tophus, Rheumaknoten oder Xanthom?

Tophi treten unter der Haut, in Sehnenscheiden, an der Gelenkstreckseite, an der Ohrmuschel und in Schleimbeuteln auf. Rheumaknoten findet man hingegen an der Streckseite der Gelenke häufig oberhalb des Ellenbogens. Xanthome treten an den Streckseiten im Sehnenbereich, an der Achillessehne und über der Kniescheibe auf.

Die sogenannten Heberdenschen Knoten, die bei einer degenerativen Gelenkerkrankung, der Heberden-Arthrose, vorkommen, finden sich meist paarig an den Streckseiten der Fingerendgelenke und einzeln am Daumenendgelenk. Und daß eben nicht jede rheumatische oder degenerative Gelenkerkrankung als »Gicht« anzusehen ist, haben wir schon eingangs dieses Kapitels erfahren!

Behandlung

Der akute Gichtanfall wird mit Colchicin behandelt, insbesondere wenn keine völlige Klarheit über die Ursache des entzündlichen Geschehens besteht. Es sei noch einmal betont, daß hier Colchicin das Mittel der Wahl ist, weil ein Ansprechen auf diese Substanz nur bei der Gicht und bei keinem anderen entzündlichen Prozeß zu erwarten ist. Natürlich gibt es auch andere Medikamente, die allgemein entzündungshemmend und schmerzlindernd wirken und die bei gesicherter Gichtdiagnose ebenfalls eingesetzt werden können. Dies ist auch deswegen mitunter wünschenswert, weil unter Colchicin-Verabreichung Durchfälle auftreten, die bei Einnahme von Indometacin (z. B. Amuno) eher selten sind.

Oberstes Ziel ist es, den Harnsäurespiegel zu senken.

Ziel der Therapie ist es, den Harnsäurebestand im Organismus zu vermindern. Die Serumharnsäurespiegel sollen gesenkt werden auf Werte zwischen 5 und 6 mg/dl. Sowohl mit diätetischen als auch mit medikamentösen Maßnahmen kann dieses Ziel erreicht werden. Die Diät steht – wie bei den Fettstoffwechselstörungen und beim Diabetes – als erste Therapiemaßnahme im Vordergrund.

Entscheidend für die Zukunftsaussichten des Patienten ist eine korrekt durchgeführte Langzeitbehandlung.

Diätetische Maßnahmen

Eine purinreiche Kost erhöht die Harnsäurespiegel im Blut. Die Tabelle von Gröbner zeigt den Puringehalt verschiedener Lebensmittel pro 100 g Frischgewicht bzw. pro 100 Kalorien:

Puringehalt verschiedener Lebensmittel

	Harnsäure (in mg pro 100 g)	Harnsäure (in mg pro 100 kcal)
Innereien		
Bries	900–1200	900
Leber	200–300	190
Niere	240	200
Fleisch		
Rindfleisch, fett	110	55
Rindfleisch, mager	130	65
Schweinefleisch, fett	118	39
Schweinefleisch, mager	130	43
Kalbfleisch, fett	125	78
Kalbfleisch, mager	190	118
Fisch		
Karpfen	150	125
Anchovis	450	280
Seezunge	127	62
Gemüse		
Spinat	70	350
Erbsen, grün	145	181
Spargel	30	150
Blumenkohl	25	80
Milch		
Milchprodukte	0	0
Brot		
Schwarzbrot	40	15
Weißbrot	5–25	5
Verschiedenes		
Reis, Nudeln	0	0
Eier (pro Stück)	1	1
Butter, Öl	0	0
Wein	0	0
Bier	16	16
Kaffee/Tee	0	0

Der Puringehalt berechnet als mg Harnsäure (nach Gröbner)

Man muß also bei den diätetischen Vorschriften nicht nur auf den die Harnsäureerhöhung fördernden Puringehalt eines Nahrungsmittels pro Gewichtseinheit achten, sondern muß vor allem auch den Puringehalt pro Energieeinheit berechnen. Auf diese Weise wird erkennbar, daß Gemüse wie z. B. Spargel, die pro Gewichtseinheit verhältnismäßig wenig Purin enthalten, bei der Zufuhr größerer Mengen durchaus höhere Purinmengen mit sich bringen. Natürlich enthalten Innereien wie Bries, Leber und Niere sehr große Harnsäuremengen. Andererseits wird man aber von diesen Fleischmengen stets nur kleinere Portionen zu sich nehmen, so daß die größeren Gemüsemengen dann doch ins Gewicht fallen. Neben der Verringerung der Purinzufuhr mit der festen Nahrung gilt noch das Gebot, den Alkoholgenuß einzuschränken und natürlich auf die Normalisierung des Körpergewichts hinzuarbeiten. Wenn diese Maßnahmen Erfolg zeigen, ist es sogar in sehr vielen Fällen möglich, die Hyperurikämie ohne Medikamente zu behandeln.

Achten Sie bei Nahrungsmitteln nicht nur auf den Puringehalt pro Gewichtseinheit, sondern auch pro Energieeinheit.

Diätetische Maßnahmen

1. Normalisierung des Körpergewichts
2. Einschränkung des Alkoholgenusses
3. Verringerung des Puringehaltes in der zugeführten Nahrung

Durch die richtige Auswahl der Lebensmittel kann die Harnsäurebildung vermindert werden.

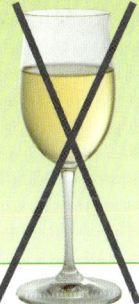

Nachteilig: Übergewicht und Alkoholmißbrauch!

Medikamentöse Behandlung

Bei der medikamentösen Behandlung unterscheidet man:
■ Präparate, die die Harnsäurebildung hemmen (Allopurinol), und
■ Substanzen, die die Harnsäureausscheidung erhöhen, indem sie die Rückresorption in der Niere fördern.

107

Hyperurikämie wird in den meisten Fällen mit Allopurinol behandelt.

In der Regel werden die meisten Fälle von Hyperurikämie mit Allopurinol behandelt. Dies gilt insbesondere bei Gichtniere und Nierensteinbildung und auch bei den verschiedenen sekundären Hyperurikämien. Sehr seltene Harnsäurestoffwechselstörungen, wie das Lesch-Nyhan-Syndrom, müssen ebenfalls mit Allopurinol behandelt werden.

Was kann man gegen Harnsäuresteine tun?

Folgende therapeutische Maßnahmen sind möglich: Zunächst ist natürlich wegen des vermehrten Anfalls von Harnsäure die Synthese dieser Substanz durch Allopurinol zu bremsen. Harnsäuretreibende Mittel können dagegen zu einem Gichtsteinanfall führen, da der Niere akut mehr Harnsäure in der Ausscheidung »zugemutet« wird. Sehr wichtig ist die reichliche Zufuhr von Flüssigkeit mit einer Harnbereitung von 2 bis 3 l pro Tag, um eine entsprechende Verdünnung des Urins vorzunehmen. Schließlich müssen solche Patienten zur Alkalisierung des Urins täglich bestimmte Salzlösungen zu sich nehmen und den pH-Wert des Harns mit Hilfe von Teststreifen kontrollieren. Diese Behandlung hat den Vorteil, daß ein weniger saurer Urin der Steinausfällung entgegenwirkt.

Trinken Sie ausreichend, um Harnsäuresteinen vorzubeugen.

Beachten Sie

Die diätetische und medikamentöse Behandlung der Gicht sind Dauertherapien, die regelmäßig zu kontrollieren sind; dabei ist der Blutharnsäurewert der entscheidende Kontrollparameter für Erfolg oder Mißerfolg der Therapie. Man kann davon ausgehen, daß die meisten richtig behandelten Patienten keine Gichtanfälle mehr bekommen und sich sogar Tophi zurückbilden. Auch Harnsäuresteine können sich auflösen. Selbst das Fortschreiten der Gichtniere scheint unter Diät und Allopurinol-Behandlung aufgehalten zu werden.

Diabetes mellitus

Warum verwenden wir nicht das geläufigere Wort »Zuckerkrankheit« anstelle des aus dem Griechischen stammenden Fremdwortes »Diabetes«? Der Leser wird – hoffentlich – bei der bisherigen Lektüre dieses Buches unser Bemühen gespürt haben, Fremdworte so weit wie möglich zu vermeiden. Wenn dies nicht immer gelang, dann wurde doch versucht, eine Erklärung des oft unumgänglichen Fremdwortes zu geben.

Wir haben uns für den Begriff »Diabetes« entschieden, und darin liegt bis zu einem gewissen Grade der Schlüssel für unsere Vorstellung, wie Patient und Arzt diese Erkrankung betrachten sollen. Es soll eben nicht von einer ständigen »Krankheit« die Rede sein (und schon gar nicht von einer, die mit dem eher irreführenden Namen Zuckerkrankheit belegt wird – als ob der Zucker die Krankheit verursache). Vielmehr soll ein Begriff verwendet werden, der in seiner Übersetzung besser beschreibt, worum es geht, und der nicht dem Patienten das Wort »zuckerkrank« gleichsam als Stempel aufdrückt. So viel sei nämlich schon jetzt gesagt, daß der Diabetes bei richtiger Behandlung und guter Mitarbeit des Patienten viel von seinem Schrecken verliert und daß die Diabetiker – nach dem Wort eines alten Diabetesarztes – dann sogar als »bedingt gesund« anzusehen sind.

Ein gut eingestellter, d. h. richtig behandelter Diabetiker ist nicht mehr »krank«, sondern »bedingt gesund«. Man sollte daher nicht von »Zucker-Krankheit« sprechen.

Was ist Diabetes?

Der Name Diabetes mellitus beschreibt den Befund der bekannten Harnzuckerausscheidung und besagt, daß eine Harnvermehrung mit süßem Geschmack des Urins beobachtet wird (gr. diabainein = hindurchfließen, lat. mellitus = honigsüß).

Obwohl zugegeben werden muß, daß es auch Diabetiker gibt, die bei besonderen Nierenverhältnissen keinen Zucker ausscheiden – wohl aber den entscheidenden Befund der Blutzuckererhöhung aufweisen – hat sich der Name »Diabetes mellitus« oder einfacher »Diabetes« zu Recht allgemein eingebürgert.

Beachten Sie

Kennzeichnend für Diabetes ist der Mangel an Insulin.

Der Diabetes ist eine erbliche chronische Stoffwechselkrankheit, bei der es letztlich immer an Insulin fehlt. Der Insulinmangel kann komplett oder unvollständig sein; danach richtet sich die medikamentöse Behandlung: Ersatz des fehlenden Insulins mit Spritzen oder Verstärkung der restlichen körpereigenen Insulinproduktion mit Tabletten.

Die Zukunft der Patienten wird bestimmt durch Zweiterkrankungen oder Komplikationen, die ihrerseits ganz wesentlich von der Art und Weise der Diabetesbehandlung beeinflußt werden.

Die Schlüsselstellung des Hormons Insulin

Insulin wird in den B-Zellen der Langerhansschen Inseln in der Bauchspeicheldrüse gebildet.

Unter den Hormonen im menschlichen Organismus spielt das Insulin eine besonders gewichtige Rolle (siehe Seite 16). Es findet sich in der Bauchspeicheldrüse, die neben der Produktion des Bauchspeichels zur Verdauung der Nahrung im Darm auch noch die wichtige Aufgabe der Hormonproduktion hat. Als Beispiele wurden Insulin und Glukagon (siehe Seite 16) erwähnt. Diese Hormone werden in besonderen eingesprengten Zellverbänden im Gewebe der Bauchspeicheldrüse produziert, in den »Inseln«, die nach ihrem Entdecker Langerhanssche Inseln genannt werden. Die A-Zellen der Inseln bilden Glukagon, die B-Zellen Insulin.

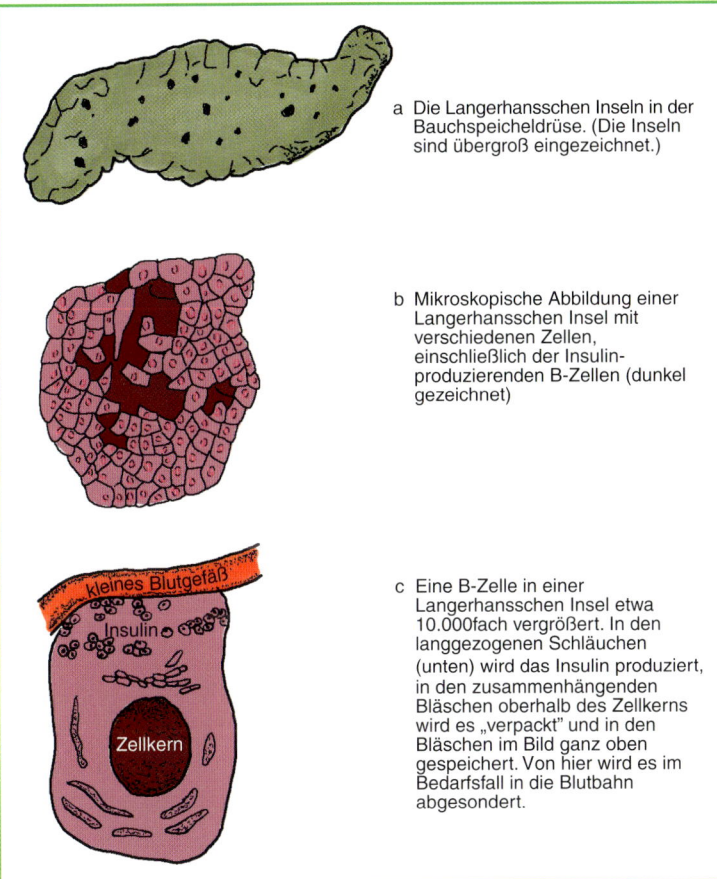

a Die Langerhansschen Inseln in der Bauchspeicheldrüse. (Die Inseln sind übergroß eingezeichnet.)

b Mikroskopische Abbildung einer Langerhansschen Insel mit verschiedenen Zellen, einschließlich der Insulin-produzierenden B-Zellen (dunkel gezeichnet)

c Eine B-Zelle in einer Langerhansschen Insel etwa 10.000fach vergrößert. In den langgezogenen Schläuchen (unten) wird das Insulin produziert, in den zusammenhängenden Bläschen oberhalb des Zellkerns wird es „verpackt" und in den Bläschen im Bild ganz oben gespeichert. Von hier wird es im Bedarfsfall in die Blutbahn abgesondert.

Von der Entdeckung zum Medikament

1889 konnten deutsche Ärzte durch die Entfernung der Bauchspeicheldrüse (Pankreas) bei Hunden einen Diabetes hervorrufen. Dem Orthopäden Banting und dem Medizinstudenten Best – wahrlich ein besonderes Gespann für eine der wichtigsten Entdeckungen in der Geschichte der Medizin – gelang es dann im Jahre 1921, Insulin aus tierischen Bauchspeicheldrüsen zu isolieren. Sie injizierten dieses Insulin pankreaslosen Hunden und konnten den Diabetes

Im Jahr 1921 konnte erstmals Insulin aus der Bauchspeicheldrüse von Tieren isoliert werden.

111

dieser Tiere verbessern, d.h. eine Blutzuckersenkung bewirken. Schon ab 1922 begann der Siegeszug des Medikamentes Insulin, und Millionen zuckerkranker Menschen in aller Welt konnte das Leben gerettet werden. Erst im Jahre 1955 wurde die chemische Struktur des Rinderinsulins, das in der Regel zum Spritzen verwendet wurde, aufgeklärt. 1963 wurde das Insulinmolekül dann gleichzeitig und unabhängig voneinander von amerikanischen, chinesischen und deutschen Forschern synthetisiert, also künstlich aus Aminosäuren zusammengesetzt.

1963 gelang es, Insulin im Labor zu synthetisieren.

Fortschritt Humaninsulin

Bakterielle Insulinsynthese: seit 1982 wird Insulin gentechnologisch aus Escherichia coli gewonnen.

Seit 1982 stehen neben den aus Bauchspeicheldrüsen von Schlachttieren gewonnenen Insulinen auch Humaninsuline zur Verfügung, d.h. Insuline, die in ihrer chemischen Zusammensetzung genau dem menschlichen Insulin entsprechen. Sie werden entweder durch Abwandlungen des Moleküls aus Schweineinsulin (Austausch einer Aminosäure) oder durch bakterielle Insulinsynthese gewonnen. Wiederum muß man es als eine der Großtaten in der Medizin und in der Naturwissenschaft bezeichnen, daß es durch gentechnologische Manipulationen gelang, Coli-Bakterien oder auch Hefezellen zur Herstellung von menschlichem Insulin zu veranlassen. Diese Entdeckung ist auch deswegen so wichtig, weil in Notzeiten keine Abhängigkeit mehr von den Bauchspeicheldrüsen der dann sicherlich seltener anfallenden Schlachttiere besteht.

Was ist Proinsulin?

Das Insulin wird in den Langerhansschen Inseln in bestimmten Vorformen (Präproinsulin und Proinsulin) gespeichert und im Bedarfsfall als Insulin in die Blutbahn abgesondert. Der Bedarfsfall ist in erster Linie dann gegeben, wenn der Blutzuckerspiegel z.B. nach Nahrungszufuhr ansteigt. Der nun vermehrt anfallende Traubenzucker ist der entscheidende Reiz für die Bauchspeicheldrüse, Insulin abzugeben. Im übrigen existiert noch eine ganze Reihe von Substanzen, die zu einer solchen Insulinfreisetzung aus den Langerhansschen Inseln führen. Wir werden dies später bei der Besprechung von bestimmten Medikamenten sehen.

Wie wirkt Insulin im Körper?

- Es fördert den Einstrom von Zucker in viele Körperzellen und senkt dadurch den Blutzucker.
- Es hemmt die Freisetzung von Fettsäuren aus den Fettvorräten des Körpers.
- Es schützt die Eiweißvorräte vor dem Abbau.
- Es hemmt die Zuckerneubildung, auch die auf Dauer so schädliche Zuckerneubildung aus Eiweiß (Aminosäuren), und führt zu einer vermehrten Produktion von Eiweiß, Glykogen und Fett.

Wie wird Insulin gehemmt?

Andererseits gibt es Substanzen, die die Insulinausschüttung bremsen. Interessanterweise gehört dazu das Insulin selbst: Ist sein Spiegel im Blut erhöht, wird die Bauchspeicheldrüse veranlaßt, weniger Insulin abzugeben als normal. Auch in Ruhe und sogar im Hungerzustand wird immer ein wenig Insulin in die Blutbahn freigesetzt, und zwar in einer Menge, die beim gesunden Menschen etwa ein Drittel der am Tag produzierten, annähernd 40 Einheiten ausmachen soll.

Eine ganze Reihe von Gegenspielern des Insulins haben wir bereits kennengelernt (siehe Seite 16). Hierzu gehören die blutzuckererhöhenden Hormone, wie Glukagon und Katecholamine, ferner das Wachstumshormon und die Glukokortikoide.

Verschiedene Hormone bremsen die Ausschüttung von Insulin, aber auch ein hoher Insulinspiegel selbst wirkt regulierend auf die Bauchspeicheldrüse.

113

Wie entwickelt sich Diabetes?

Bei wenigen Krankheiten ist es möglich, die Beschwerden des Patienten und die dabei erhobenen Laborbefunde so zwingend aus den zugrundeliegenden biochemischen Abweichungen zu erklären, wie es auf den Diabetes zutrifft. Wie schon erwähnt, ist der Diabetes eine Stoffwechselerkrankung, die auf einen absoluten oder relativen Mangel an Insulin zurückzuführen ist. Was kann – theoretisch und praktisch – alles die Ursache für das Auftreten eines Diabetes mit Blutzuckererhöhung und Harnzuckerausscheidung sein?

Die Wirkung des Insulins kann auf mehrere Arten herabgesetzt sein: Störung der Synthese, der Freisetzung oder der Rezeptoren an den Zielorganen.

Zunächst kann eine Störung der Insulinbildung oder der Insulinfreisetzung aus der Bauchspeicheldrüse vorliegen. Möglich wäre auch die Produktion eines chemisch nicht »richtig« zusammengesetzten Insulins. Wichtig ist, daß die Rezeptoren (siehe Seite 16) an den Zielorganen des Insulins nicht funktionieren oder nur in unzureichender Zahl vorhanden sein können. In diesem Falle würde zwar genügend Insulin durch das Blut an die Zellen herangeschwemmt werden, aber an den Zellwänden nicht jenen Aufnahmemechanismus vorfinden, der erst den Eintritt des Insulins (wie den des Schlüssels in das Türschloß) garantiert. Und schließlich gibt es natürlich auch noch Störungen der Insulinwirkung durch die erwähnten Gegenspieler des Hormons.

Welche Beschwerden des Diabetikers können durch den Ausfall der Wirkungen des Insulins entstehen?

Der Blutzuckeranstieg kommt dadurch zustande, daß das Insulin die Körperzellen nicht mehr ausreichend mit Zucker versorgen kann. Die daraus entstehende Blutzuckererhöhung (Hyperglykämie) erreicht eine solche Konzentration, daß über die Nieren Zucker im Urin verlorengeht. Das ist üblicherweise erst dann der

Fall, wenn eine bestimmte Grenze (die Nierenschwelle) mit einer Blutzuckerkonzentration von 160 bis 180 mg/dl überschritten ist. Dieser Austritt von Zucker im Urin geht einher mit einem teilweise enormen Wasserverlust, da die Niere bestrebt ist, die hohen Zuckerkonzentrationen zu verdünnen. Gleichzeitig kommt es wegen des Verlustes an Wasser, Zucker und auch Aminosäuren im Urin zur Gewichtsabnahme und zur allgemeinen Schwäche.

Bei Insulinmangel wird außerdem die Fettfreisetzung aus dem Körperfett gefördert. Dies bedeutet einen Anstieg von Fettsäuren und ihren Abbauprodukten im Blut, was zu einer gefährlichen Übersäuerung des Körpers führen kann. Schließlich ist zu bedenken, daß auch die Eiweißvorräte angegriffen werden, da das Insulin seine eiweißschützende Funktion ja nun nicht mehr genügend ausübt. In der Folge kann Muskulatur abgebaut und der Organismus noch mehr geschwächt werden.

Häufiges Urinieren und starker Durst sind die allgemein bekannten Kardinalsymptome des Diabetes.

Diabetes ist nicht gleich Diabetes

Wir müssen zwischen zwei Diabetestypen unterscheiden, die früher als »Jugendlichen-Diabetes« bzw. »Insulinmangeldiabetes« einerseits oder als »Erwachsenen-Diabetes« oder »Altersdiabetes« andererseits bezeichnet wurden. Jetzt nennt man – ein bißchen einfallslos – diese Diabetestypen den »Typ-1-Diabetes« und den »Typ-2-Diabetes«. Warum hat man sich zu einer Änderung in der Benennung entschlossen?

Der früher »Jugendlichen-Diabetes« genannte Typ-1-Diabetes tritt zwar zumeist im jugendlichen Alter auf, kann aber durchaus auch bei ganz alten Menschen vorkommen. Es wäre paradox, den Diabetes eines solchen Patienten dann als »Jugendlichen-Diabetes« zu bezeichnen. Andererseits – aber viel seltener – gibt es auch im jugendlichen Alter Diabetiker, die alle Merkmale des Typ-2-Diabetes (also des früheren »Altersdiabetes«) aufweisen.

Man unterscheidet zwischen Typ-1-Diabetes und Typ-2-Diabetes. Die früheren Bezeichnungen Jugendlichen- und Altersdiabetes sind überholt.

Was sind die wichtigsten Unterschiede zwischen den beiden Diabetestypen?

Typ-1-Diabetiker haben sehr bald keine körpereigene Insulinproduktion mehr und müssen Insulin spritzen.

Das Lebensalter spielt eine gewisse, aber keine entscheidende Rolle. Der Anteil an der Gesamtzahl der Erkrankten beträgt beim Typ-1-Diabetes 5 % und demzufolge beim Typ-2-Diabetes 95 %. Die Beschwerden des Patienten treten beim Typ-1-Diabetes zumeist akut, beim Typ-2-Diabetes eher langsam auf. Fettleibigkeit ist bei den jüngeren Diabetikern selten, bei den älteren Typ-2-Diabetikern jedoch fast immer vorhanden. Die Typ-1-Diabetiker haben sehr bald keine körpereigene Insulinproduktion mehr und müssen unter allen Umständen Insulin spritzen. Bei den Typ-2-Diabetikern besteht hingegen über lange Zeit oder auf Dauer noch eine gewisse körpereigene Insulinproduktion, die die Behandlung mit Diät und gegebenenfalls mit bestimmten Tabletten (s. u.) gestattet.

Wird Diabetes vererbt?

Interessanterweise ist die »erbliche Durchschlagskraft«, also die Möglichkeit, daß Nachkommen ebenfalls an Diabetes erkranken, bei dem eher milder verlaufenden Typ-2-Diabetes deutlich höher als beim Typ-1-Diabetes. Trotzdem liegt beiden Diabetestypen zweifelsfrei eine erbliche Veranlagung zugrunde.

Die wirksamen Faktoren bei der Entstehung des Typ-1-Diabetes sind in der Abbildung auf der nächsten Seite zusammengefaßt.

Es zeigt sich, daß man von einer erblichen Neigung für das Versagen der insulinproduzierenden B-Zellen in den Langerhansschen Inseln ausgeht. Virusinfektionen, die zu einer direkten Schädigung der B-Zellen führen, können für die Auslösung des Diabetes ebenso eine

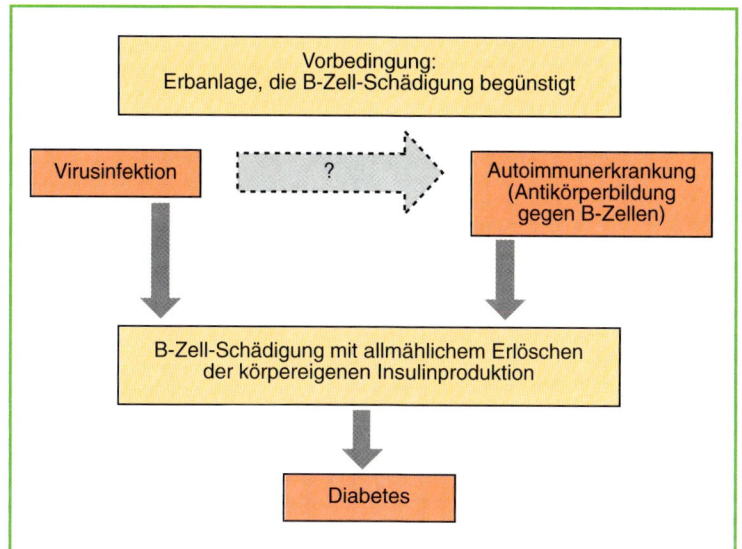

Wirksame Faktoren bei der Entstehung des Typ-1-Diabetes

Rolle spielen wie eine Autoimmunerkrankung. In diesem Fall kommt es zu einer geradezu selbstzerstörerischen Bildung von Antikörpern gegen körpereigene Zellen. Diese Antikörper kann man in der Blutbahn messen und beim Typ-1-Diabetes häufig nachweisen. Als Folge davon werden die B-Zellen zerstört; ein Diabetes tritt auf. Auch bei diesem Prozeß sind möglicherweise Virusinfektionen indirekt für die B-Zellschädigung von Bedeutung. Die Erreger von Mumps, Röteln und Masern scheinen in erster Linie hierfür in Frage zu kommen.

Typ-1-Diabetes kann durch Virusinfektionen bzw. eine Autoimmunerkrankung ausgelöst werden.

Ganz anders stellt sich die Krankheitsentstehung beim Typ-2-Diabetes dar (siehe Abbildung auf der nächsten Seite). Hier kommt es infolge der Überernährung und der daraus resultierenden Fettsucht zu einer Unterempfindlichkeit gegenüber dem Insulin. Gleichzeitig steigt der Blutzuckerspiegel an und fordert die Mehrproduktion von Insulin heraus. Wie bereits erwähnt, bedeutet ein Überangebot eines Hormons, in diesem Falle des Insulins, ein Absinken der Zahl

Typ-2-Diabetes beginnt mit Insulinresistenz.

Wirksame Faktoren bei der Entstehung des Typ-2-Diabetes

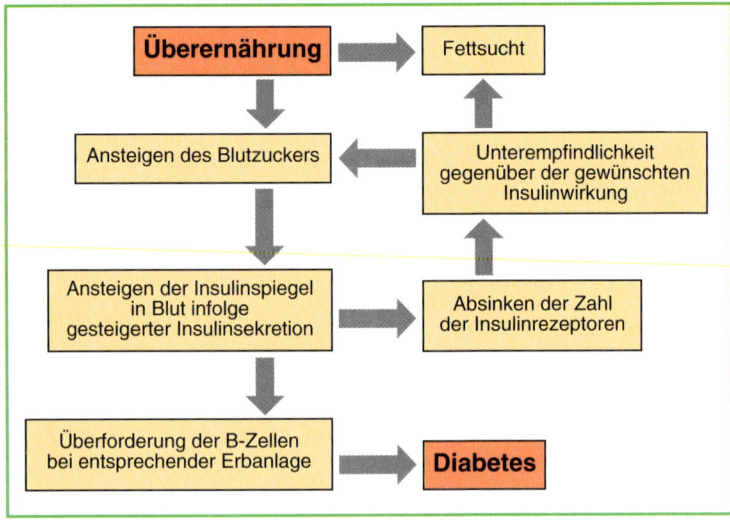

der Rezeptoren, so daß die Ansprechbarkeit auf das Insulin schlecht wird (»Insulinresistenz«). Allmählich, bei ständiger Gewichtszunahme, »schaukelt sich« der Patient in eine Situation hinein, in der seine insulinproduzierenden B-Zellen bei entsprechender erblicher Veranlagung (genetischer Prädisposition) überfordert sind: Es entsteht ein Diabetes.

Es liegt auf der Hand, daß die Therapie bei diesem Typ-2-Diabetes bevorzugt in der Behandlung der Fettsucht liegt, d. h. die Überernährung muß beseitigt werden.

Bei Typ-2-Diabetes muß unbedingt die Überernährung (Fettsucht) beseitigt werden.

Kann man Frühstadien eines Diabetes erkennen?

Um Frühformen eines Diabetes festzustellen, führt man eine sogenannte Zuckerbelastungsprobe durch: Der nüchterne Patient erhält 75 g Traubenzucker in Wasser; steigt danach der Blutzucker übermäßig an, liegt eine Frühform des Diabetes vor.

Dies ist mitunter hilfreich bei Grenzfällen des Diabetes und wenn andere Komplikationen – etwa im Sinne der Arteriosklerose – den Ausschluß eines Diabetes erfordern.

Viele solcher Patienten mit einer Frühform des Diabetes sind nämlich übergewichtig, so daß durch rechtzeitige Gewichtsabnahme dem Ausbruch eines manifesten Diabetes (mit ständig erhöhten Blutzuckerwerten und Harnzuckerausscheidung) vorgebeugt werden kann.

Eine Glukosebelastungsprobe hilft, Frühstadien des Diabetes zu erkennen.

Diabetes in der Schwangerschaft

Nicht selten kann es auch in der Schwangerschaft zu einem solchen Diabetes kommen, der der genauen Abklärung bedarf. Schwangere haben zwar stets auch eine erniedrigte Nierenschwelle für Zucker, so daß sie eine harmlose »Harnzuckerausscheidung während der Schwangerschaft« aufweisen können. Andererseits muß man aber wissen, daß auch ein echter Diabetes mit Blutzuckererhöhungen während der Schwangerschaft vermehrt auftritt.

Todesursachen und Erkrankungshäufigkeit

Zu diesen beiden wichtigen Problemen des Diabetes mellitus ist eine exakte Aussage besonders schwierig. Einmal ist der Diabetes nämlich nicht meldepflichtig, so daß man mit Angaben über seine Häufigkeit auf die Ergebnisse von Reihenuntersuchungen angewiesen ist.

Zum anderen ist eine Beurteilung der Sterblichkeit unergiebig, weil ein »Tod infolge Diabetes« eigentlich nur im diabetischen Koma, also in der extremen Übersäuerung des Blutes infolge Insulinmangels erfolgt.

Die Endstadien des Insulinmangels – das diabetische Koma – kommen immer seltener als Todesursache in Betracht.

119

Woran sterben Diabetiker?

Niemand wird bezweifeln, daß die zahlreichen diabetestypischen Zweiterkrankungen und Komplikationen, insbesondere die Gefäßerkrankungen verschiedener Art, die Sterblichkeit von Diabetikern entscheidend beeinflussen, auch wenn sie bei Krankheitsstatistiken ohne Angabe der Diagnose »Diabetes« geführt werden.

Todesursachen von Diabetikern (Joslin-Klinik 1956–1962)

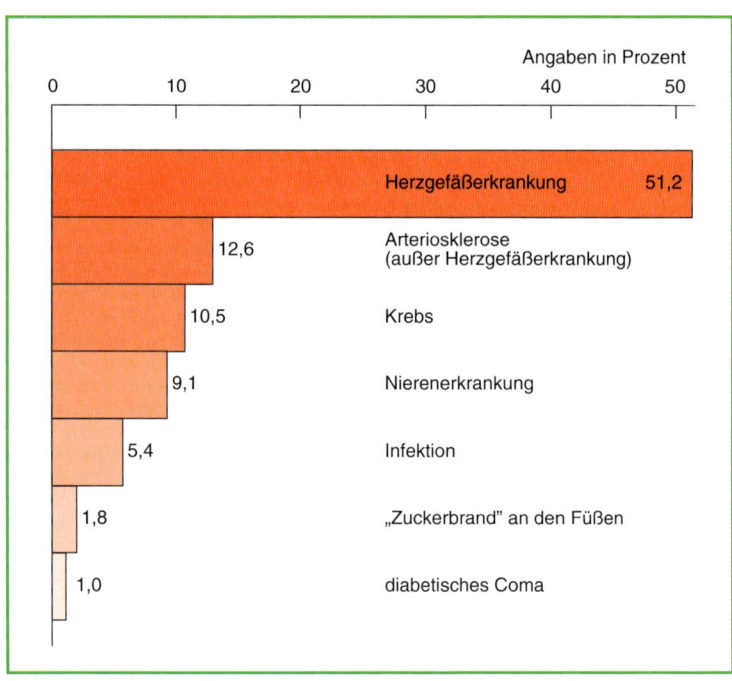

Die meisten Diabetiker sterben an den Folgen von Gefäßerkrankungen.

Die Abbildung zeigt die wichtigsten Todesursachen von Diabetikern aus der großen amerikanischen Joslin-Klinik in den Jahren 1956 bis 1962. Es fällt auf, daß die meisten Diabetiker an der Erkrankung der Herzkranzgefäße (Koronarsklerose) mit der Folge eines Herzinfarktes sterben. Hingegen sind nur noch ganz wenige Patienten dem Tod im diabetischen Koma ausgesetzt.

Wie häufig ist Diabetes?

Die Diabeteshäufigkeit richtet sich in der ganzen Welt nach dem Grad der Überernährung: Mit höherem Körpergewicht steigt die Zahl der Zuckerkranken überall an. In den westlichen Ländern wird ein Prozentsatz von 5% manifesten Diabetikern angegeben (also solcher Patienten, die unter Alltagsbedingungen eine Blutzuckererhöhung und zumeist Harnzuckerausscheidung aufweisen). Dabei rechnet man damit, daß etwa ein Viertel bis ein Drittel dieser Patienten zufällig bei einer Routineuntersuchung entdeckt werden. Jüngste Zahlen besagen, daß der manifeste Diabetes sogar schon auf mehr als 5 % angestiegen ist.

Die Zahl der Diabetiker richtet sich nach dem Grad der Überernährung.

Hinzu kommen etwa 6 bis 10 % von Diabetikern in Frühstadien, deren Erkrankung mit Hilfe des oben geschilderten Zuckerbelastungstests erkannt werden kann. Etwa die Hälfte dieser Patienten wird innerhalb von 10 Jahren manifest diabetisch, so daß sich Vorbeugemaßnahmen – in erster Linie in diätetischer Hinsicht – natürlich anbieten. 80 % der männlichen und 85 % der weiblichen Diabetiker sind älter als 45 Jahre. Insgesamt liegt die Erkrankungshäufigkeit der Frauen über der der Männer (etwa im Verhältnis 3 : 2). Ein Maximum der Diabeteshäufigkeit findet sich zwischen dem 55. und 65. Lebensjahr.

Etwa 5 % der Bevölkerung leiden an manifestem Diabetes, 6–10 % befinden sich in einem Frühstadium.

Beschwerden des Patienten – Diagnose durch den Arzt

Die Erkennung eines Diabetes kann eigentlich nicht verfehlt werden, wenn ein Patient zum Arzt kommt und über große Urinmengen, starken Durst, Abnahme des Körpergewichts und allgemeine Schwäche und Abgeschlagenheit klagt.

Für den Arzt ist aber auch ein wichtiger Hinweis, wenn der Patient über zahlreiche diabetische Familienangehörige berichtet.

Trotzdem darf man sich nicht beirren lassen, wenn jemand der einzige Diabetiker in der Familie ist. Dies liegt an dem besonderen Erbgang des Diabetes, der sich – gerade beim Typ-1-Diabetes – nur durch eine geringe Penetranz auszeichnet. Viele Patienten weisen es entrüstet zurück, ein »Erbleiden« zu haben. Der Arzt sollte diesen Patienten verdeutlichen, daß ein Diabetes weder ansteckend ist noch eine Schande bedeutet. Wenn man sich überlegt, daß die Träger der diabetischen Anlage auf etwa 40 % in der Bevölkerung zu veranschlagen sind und daß die manifesten Diabetiker und die Patienten mit Frühformen der Zuckerkrankheit über 10 % ausmachen, dann kann der Diabetes wirklich kein seltenes Ereignis darstellen.

Wichtig ist eine regelmäßige Voruntersuchung

Selbst manifeste Diabetiker müssen keine Beschwerden wie starkes Durstgefühl oder vermehrtes Wasserlassen aufweisen. Genau dies ist der Grund dafür, daß so viele Diabetiker über Jahre unentdeckt bleiben. Man sollte daher insbesondere älteren, übergewichtigen Personen mit diabetischen Familienangehörigen raten, sich wenigstens einmal im Jahr auf das Vorliegen eines Diabetes untersuchen zu lassen. Eine gewisse Hilfe bedeutet dabei die Selbsttestung mit Harnzuckerstreifen, die in jeder Apotheke erhältlich sind. Zwei Stunden nach einer Hauptmahlzeit sollte man den Urin auf das Vorkommen von Zucker untersuchen. Bei Vorhandensein von Zucker verfärbt sich der in den Harn eingetauchte Streifen in typischer Weise. Nur wenige Fälle von manifestem Diabetes bleiben bei diesem Vorgehen unentdeckt.

Testen Sie sich regelmäßig mit Harnzuckerstreifen aus der Apotheke.

Für Arzt und Patient ist aber gleichermaßen wichtig, daß die entscheidende Diabetesdiagnose nur mit Hilfe erhöhter Blutzuckerwerte gestellt werden kann. Die Blutzuckerbestimmung bildet gleichzeitig eine wichtige Hilfe bei der laufenden Untersuchung und Therapiekontrolle des diabetischen Patienten. Diese Untersuchungsmethode wird ergänzt durch die Untersuchung des Urins auf Zucker und durch ein besonders raffiniertes Verfahren, mit dessen Hilfe man sich aus der Untersuchung des Zuckergehalts der roten Blutkörperchen ein Bild über die durchschnittlichen Blutzuckerwerte in den letzten 8 bis 10 Wochen machen kann (Bestimmung des HbA1 oder HbAIc). Wenn also ein diabetischer Patient seinem Arzt vor der Kontrolle »einen Gefallen« tun will und streng seine Diät einhält (die er vorher nie eingehalten hat), dann ist der Arzt mit Hilfe dieser kriminalistischen Spürmethode in der Lage festzustellen, ob der am Untersuchungstag gute Blutzuckerwert wirklich dem Verhalten der Blutzuckerkonzentrationen in den letzten Wochen entsprochen hat.

Im übrigen wird heutzutage jeder diabetische Patient angehalten, Selbstkontrollen durchzuführen. Der Typ-1-Diabetiker wird dies mit Blutzuckerselbstkontrollen, der Typ-2-Diabetiker in der Regel nur mit Harnzuckerselbstkontrollen bewerkstelligen. Hierfür stehen hervorragende, einfach zu handhabende und recht genaue Teststreifenmethoden zur Verfügung.

Die Bestimmung des Blutzuckers ist entscheidend für die Diagnose und die laufende Therapiekontrolle.

Wo soll der Diabetiker behandelt werden?

Wenn ein Diabetes festgestellt worden ist, muß man entscheiden, ob der Patient vom Hausarzt, Spezialarzt für Diabetes oder stationär im Krankenhaus behandelt werden soll. In der Regel wird man jeden Patienten (Typ-1-Diabetes), der erstmals Insulin spritzen muß, in ein Krankenhaus einweisen. Dafür spricht:

■ Der Umgang mit der Insulinspritze ist zunächst nicht ganz einfach und sollte unter Aufsicht erlernt werden.
■ Wenn es zu einer Unterzuckerung infolge einer etwas zu hohen Insulingabe kommt, ist es gut, wenn der Patient die Erscheinun-

Muß ein Patient Insulin spritzen, sollte die Anleitung stationär im Krankenhaus erfolgen.

123

gen im Krankenhaus kennenlernt und sofort entsprechend behandelt wird.

- In der Regel werden nur in bestimmten Krankenhäusern Schulungskurse für den Patienten eingerichtet, die ihm den Umgang mit seinem Diabetes (z. B. auch das Erlernen der oben erwähnten Selbstkontrolle) ermöglichen.

Alle Diabetiker benötigen eine Schulung, um den Sinn der ärztlichen Maßnahmen verstehen zu können.

Beim Typ-2-Diabetes, der mit Diät allein oder mit Diät und Medikamenten behandelt wird, hängt die Entscheidung, wo der Patient behandelt werden soll, vom Hausarzt ab. Wenn dieser über ein leistungsfähiges Labor und entsprechende Schulungsmöglichkeiten verfügt, ist nicht einzusehen, warum der Typ-2-Diabetiker der teureren Krankenhausbehandlung zugeführt werden soll.

Beachten Sie

Von entscheidender Bedeutung für den Erfolg der Behandlung ist die gründliche Beratung des Patienten gleich zu Krankheitsbeginn. Dabei sollte der Patient auch über Ursache, Behandlung und Komplikationen des Diabetes aufgeklärt werden. Die Aufgabe der Schulung und der Behandlung des Diabetikers besteht darin, daß der Patient möglichst von seinem Leiden unabhängig gemacht wird, im obigen Sinne also »bedingt gesund« sein soll. Er soll nicht mehr »zuckerkrank«, sondern »nur diabetisch« sein (siehe Seite 109).

Diätbehandlung

Die Behandlung des Diabetes mit einer besonderen, der Krankheit angepaßten Kost ist die am längsten bekannte Behandlungsform in der Geschichte des Diabetes. Vor der Entdeckung des Insulins im

Jahr 1921 und der Entwicklung der blutzuckersenkenden Tabletten in den fünfziger Jahren war man gezwungen, den Diabetiker so weit wie möglich allein mit Diät zu behandeln. Dies war in vielen Fällen bei Typ-2-Diabetikern möglich, führte aber bei den absolut vom Insulin abhängigen Typ-1-Diabetikern früher oder später zum Tode.

Aber auch heutzutage kann keine medikamentöse Behandlung auf die Diabetesdiät verzichten. Bei den mit Tabletten behandelbaren Diabetikern ist zwar noch eine gewisse körpereigene Insulinproduktion vorhanden, die Bildung des Insulins in der Bauchspeicheldrüse ist jedoch so gering, daß gehäufte und schwere Diätfehler mit den daraus entstehenden Blutzuckererhöhungen nicht zu tolerieren wären.

Kein Diabetiker darf ohne Diät behandelt werden.

Diabetesdiät für insulinpflichtige Patienten

Bei den insulinspritzenden Patienten muß man bedenken, daß mit der Einspritzung des Insulins unter die Haut nur unvollkommen die körpereigene Insulinproduktion nachgeahmt wird. Die Bauchspeicheldrüse eines gesunden Menschen schüttet stets dann vermehrt Insulin in die Blutbahn aus, wenn der Blutzucker ansteigt. Bei der Einspritzung von Insulin sind die Verhältnisse jedoch anders: Hier muß sich die Diabetesdiät oft dem Wirkungsablauf des in die Blutbahn aufgenommenen Insulins anpassen (Ausnahme: intensivierte Insulintherapie). Es müssen also die richtigen Nahrungsmittel in der richtigen Menge zum richtigen Zeitpunkt eingenommen werden.

Grundprinzipien der Diabetesdiät

Das wichtigste, für beide Diabetestypen geltende Grundprinzip liegt in der Verabreichung einer »kaloriengerechten«, am Körpergewicht des Patienten orientierten Kost.

Die Diät sollte sich am Körpergewicht des Patienten orientieren.

Dies bedeutet, daß **übergewichtige** Patienten (vor allem Typ-2-Diabetiker) durch eine reduzierte Kalorienmenge an Gewicht abnehmen sollen, während die seltenen untergewichtigen Patienten (vor allem Typ-1-Patienten) durchaus so viele Kalorien bekommen, daß sie ein Normalgewicht erreichen.

Die **normalgewichtigen** Diabetiker schließlich sollen sich mit dem Essen so verhalten, daß sich dieses Körpergewicht nicht ändert.

Häufige kleine Mahlzeiten

Als weiteres Grundprinzip hat zu gelten, daß die Mahlzeiten vieler insulinspritzender Diabetiker auf 6 bis 7 Portionen pro Tag verteilt werden. Das »Stoßangebot« von jeweils drei Mahlzeiten (wenn der Patient nur dreimal täglich essen würde) kann aber bei niedrigen Kalorienstufen durchaus sinnvoll sein.

Kein – oder wenig – reiner Zucker

Einfachzucker wie Glukose führen zu einem raschen Blutzuckeranstieg und sollten vermieden werden.

Schließlich sollte man noch bedenken, daß Zucker vom »Glukosetyp«, d. h. Traubenzucker und ähnliche Stoffe wie Malzzucker und Kochzucker, vor allem in Getränken vermieden werden sollen. Denn diese Substanzen werden aus dem Darm sehr schnell in die Blutbahn aufgenommen und führen zu einem starken Blutzuckeranstieg. Der Gesunde könnte dies durch eine sofortige stärkere Insulinausschüttung aus seiner Bauchspeicheldrüse ausgleichen. Der Diabetiker hingegen ist aus den bereits genannten Gründen dazu nicht in der Lage.

Folgeschäden durch ständige Überzuckerung

Viele diätetische Maßnahmen zielen also darauf, daß eine Überzuckerung des Körpers vermieden wird. Schon jetzt sei erwähnt, daß dies gute Gründe hat: Es hat sich nämlich gezeigt, daß eine »schlechte Einstellung« des Diabetes, d. h. das ständige Vorhandensein hoher Blut- und Harnzuckerwerte, zu erheblichen Schäden, insbesondere an den Blutgefäßen, führt.

Zuckeraustauschstoffe

Wenn auch bestimmte Zucker für den Diabetiker verboten sind, so kann durch Zuckeraustauschstoffe wie beispielsweise Fruchtzucker und Sorbit oder durch kalorienfreie Süßstoffe wie Cyclamat, Saccharin, Aspartame und Acesulfam dem Süßungsbedürfnis der Diabetiker ohne weiteres Rechnung getragen werden. Wichtig ist, daß der Diabetiker die kalorienhaltigen Zuckeraustauschstoffe in die Berechnung seiner Kohlenhydrate mit einbezieht, wovon noch die Rede sein wird. Diese Zuckeraustauschstoffe haben den Vorteil, daß sie langsam aus dem Darm in die Blutbahn aufgenommen werden und einen weitgehend insulinunabhängigen Stoffwechsel aufweisen. Ihr Nachteil ist der Gehalt an Kalorien und ihr hoher Preis.

Süßstoffe sind praktisch kalorienfrei, Zucker-austauschstoffe müssen in die Berechnung der Kohlenhydrate einbezogen werden.

Wie soll der Diabetiker seine Kost berechnen?

Auch wenn die Kostberechnung für den Patienten mitunter langwierig und lästig ist, muß doch gesagt werden, daß eine Diabetesdiät ohne Kostberechnung nicht möglich ist. Deswegen soll der Patient unter Anleitung einer Diätassistentin oder seines Hausarztes lernen, wie die tägliche Kost berechnet werden kann.

Kohlenhydrate werden in erster Linie von Insulin-spritzenden Diabetikern nach Broteinheiten berechnet (1 BE = 10–12 g KH).

Berechnung der Kohlenhydrate

Die Kohlenhydrate berechnet man besser nicht nach Gramm, sondern nach Broteinheiten (BE). 1 BE entspricht 10 bis 12 g Kohlenhydraten und damit einer dünnen Scheibe Schwarzbrot von 25 g Gewicht und ist gegenüber anderen Kohlenhydratträgern, wie zum Beispiel Gemüse, Obst, Reis, Grieß, Mehl usw., austauschbar. Diese Kohlenhydratträger müssen natürlich ebenfalls ca. 12 g Kohlenhydrate enthalten. Aus diesem Grunde erhält der Patient eine Austauschtabelle, die ihm die Kostberechnung

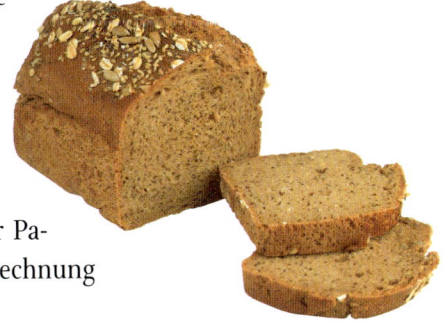

Zehn Regeln für die Diabetesdiät

1. Der Versuch einer Behandlung des Diabetes allein mit Diät muß allen anderen Therapieversuchen vorausgehen. Als Ausnahme ist der sofort insulinbedürftige Patient anzusehen (Typ-1-Diabetiker), der unverzüglich stationär einer Insulinbehandlung zugeführt werden muß.

2. Weder die Behandlung mit Insulin noch die Verabreichung von Tabletten können die Diabetesdiät ersetzen, mit deren Hilfe allein eine ausgeglichene Blutzuckerlage erzielt werden kann.

3. Eine ausführliche Diätberatung soll die Behandlung einleiten. Die alleinige Ausgabe irgendwelcher Diätzettel ohne persönliche Beratung ist erfahrungsgemäß ohne Nutzen.

4. Die Diabetesdiät ist heute nicht mehr einer Hungerkost gleichzusetzen; eine übermäßige Nahrungszufuhr muß aber auf alle Fälle vermieden werden. Da die Mehrzahl der Diabetiker (besonders vom Typ 2) übergewichtig ist, hat die Diabetesdiät bis zur Erreichung des Normalgewichts knapp an Kalorien zu sein. Bei der Verordnung müssen Geschlecht, Lebensalter, Beruf und eventuell bestehendes Übergewicht berücksichtigt werden.

5. Viele kleine Mahlzeiten werden vom Diabetiker im Hinblick auf seine Blutzuckerspiegel wesentlich besser vertragen als wenige große Mahlzeiten. Deshalb ist im allgemeinen die Verordnung von 6 bis 7 Mahlzeiten pro Tag angezeigt (Ausnahme: Typ-2-Diabetiker mit einer 1000-Kalorien-Diät ohne Medikamente).

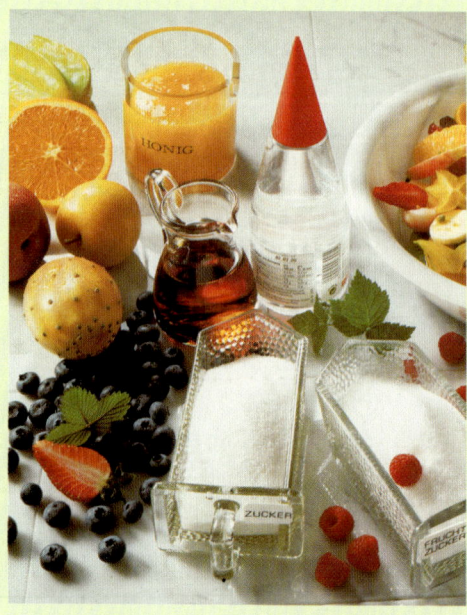

6. Wegen ihrer sofortigen blutzucker-erhöhenden Wirkung sind Trauben-zucker, Koch- oder Rohrzucker, Malz-zucker sowie alle Getränke und Speisen, die diese Zucker in größeren Mengen enthalten, im allgemeinen nicht er-wünscht. Ballaststoffreiche Nahrungs-mittel sind wegen ihrer gegenteiligen Wirkung sehr willkommen.

7. Besonders wichtig ist die Forderung, daß die Diabetesdiät möglichst wenig Fett, begrenzte, aber reichliche Mengen an Kohlenhydraten und viel Eiweiß ent-halten soll. Man kann diese Forderung eigentlich nur erfüllen, wenn extrem fetthaltige Lebensmittel, wie Aal, He-ring, Mayonnaise, Schlagsahne, Nüsse und Mandeln, ganz weggelassen wer-den.

8. Ohne Berechnung der Kost ist eine exakte Diät nicht zu erreichen und damit eine gute Diabetesein-stellung nicht möglich. Für die Kohlenhydrate hat sich die Hilfsrechen-größe der Broteinheiten (BE) gut bewährt.

9. An Getränken darf der Diabetiker Kaf-fee, Tee und Mineralwasser in reichli-chen Mengen genießen. Mäßiger Ge-nuß von reinen, eher sauren Weinen sowie von kleinen Mengen scharfer Ge-tränke ist nach Rücksprache mit dem Arzt statthaft, wobei insbesondere Zweiterkrankungen zu beachten sind. Ein Leberleiden verbietet selbstver-ständlich jeglichen Alkoholgenuß. In jedem Falle müssen auch die Alkohol-kalorien bei einer Kostform, die zu einer Gewichtsabnahme führen soll, einkal-kuliert werden.

10. Dem Diabetiker wird eine große Zahl von sogenannten Diabetiker-Lebens-mitteln angeboten. Nur wenige bringen auch Nutzen. Hilfreich sind sicherlich Diabetiker-Marmeladen, die mit Zucker-austauschstoffen gesüßt werden und die das Problem mit dem begrenzten Brotaufstrich lösen helfen. Zuckeraus-tauschstoffe (bei Berech-nung) sowie besser noch kalorienfreie Süß-stoffe (ohne Berech-nung) dürfen verwendet werden.

erleichtert. Der Patient sollte möglichst viele Kohlenhydrate in Form von Obst oder Gemüse zu sich nehmen. Dabei sind solche zu bevorzugen, die reichlich Ballaststoffe enthalten, was besonders auf Äpfel, Mohrrüben, Maismehl und ganz besonders Kleie zutrifft.

Berechnung der Fettmenge

Die Berechnung der Fettmenge erfolgt nach Gramm.

Bei der stets knapp zu haltenden Fettmenge muß der Patient beachten, daß bei der Verschreibung von 60 g Fett nur etwa 20 g als Brotaufstrich zur Verfügung stehen. Weitere 20 g dienen als Kochfett; die restlichen Mengen, wenn nicht gar die Hälfte, sind als verstecktes Fett selbst noch im mageren Fleisch enthalten. Deswegen erhält der Patient Anweisungen (vgl. Seite 95), wie die Fettbeschränkung am besten durchzuführen ist, und eine Fettaustauschtabelle. Eine Eiweißberechnung erübrigt sich im allgemeinen.

Behandlung mit Tabletten

Die Behandlung mit Tabletten (»orale Antidiabetika«) kann bei vielen Fällen von Typ-2-Diabetikern die diätetische Therapie ergänzen. Für diese Behandlung kommen also nur Patienten in Frage, deren Bauchspeicheldrüse noch eine gewisse Insulinproduktion aufrechterhält, auch wenn diese allein nicht ausreicht, um die Blutzuckerwerte normal zu halten.

Sulfonylharnstoffe und Biguanide

Sulfonylharnstoffe regen die B-Zellen an, mehr Insulin zu produzieren.

Es gibt verschiedene Gruppen von solchen blutzuckersenkenden Mitteln, wobei Sulfonamid-Derivate (Sulfonylharnstoffe) von besonderer Wichtigkeit sind. Bereits im Jahre 1942 gelang einem französischen Forscher der Nachweis, daß diese Stoffe blutzuckersenkend wirken, aber an das Vorhandensein eines Restes körpereigener Insulinproduktion gebunden sind. Bei pankreaslosen Tieren zeigte sich demnach überhaupt kein Effekt dieser Substanzen. Wir dürfen heute annehmen, daß die insulinproduzierenden B-Zellen der Langerhansschen Inseln durch die Verabreichung dieser Substanzen angeregt werden, mehr wirksames Insulin für den Stoffwechsel zur Verfügung zu stellen.

Der Leser soll nicht mit den Namen der unzähligen Sulfonylharnstoff-Präparate belastet werden, die zur Verfügung stehen. Die wichtigsten sind die vom Typ des Glibenclamid (z. B. Euglucon N, Glibenpuren, Glukoreduct) sowie die Präparate Pro-Diaban, Glutril, Glurenorm und vor allem Amaryl. Ältere Substanzen – wie z. B. Rastinon und Redul – werden kaum noch verordnet, da sie weniger stark blutzuckersenkend wirken, mehr Nebenwirkungen haben und in höherer Dosierung verabreicht werden müssen.

Eine Neuentwicklung ist Repaglinide (NovoNorm), das ähnlich wie die genannten Sulfonylharnstoffe wirksam ist.

Neben diesen Sulfonamid-Präparaten gibt es auch noch die sogenannten Biguanide, die den Blutzucker nicht über eine Anregung der körpereigenen Insulinsekretion senken. Sie verzögern vielmehr die Nährstoffresorption aus dem Darm, verstärken die Zuckerverwertung in der Muskulatur und bremsen die Zuckerneubildung in der Leber. Wegen erheblicher Nebenwirkungen sind viele dieser Biguanid-Präparate aus dem Handel gezogen worden. Zur Zeit steht nur das Metformin (Glucophage retard) zur Verfügung. Gerade in Kombination mit den Sulfonylharnstoffen (z. B. Amaryl) oder NovoNorm kann es sinnvoll eingesetzt werden (s. u.).

Für den Typ-1-Diabetiker sind Tabletten sinnlos, da seine körpereigene Insulinproduktion erloschen ist.

Biguanide verzögern die Nährstoffaufnahme aus dem Darm und bremsen die Zuckerneubildung in der Leber.

Medikamente, die die Kohlenhydratspaltung im Darm hemmen

Schließlich sind Substanzen zu erwähnen, die die Kohlenhydratspaltung im Darm hemmen und damit die Aufnahme dieses Nährstoffs in die Blutbahn verzögern (Glucobay, Diastabol). Dies ist natürlich ein sehr sinnvoller Mechanismus, weil er auf andere Weise dazu beiträgt, den oben erwähnten »überfallartigen« Einstrom von Kohlenhydraten in die Blutbahn zu verzögern; denn auch eine Verzögerung des Einstroms der aus Stärke entstehenden Zuckermoleküle ist wünschenswert.

Einsatz der Tabletten

Häufig bietet sich eine Kombinationsbehandlung mit verschiedenen Tabletten an, u. U. müssen auch kleinste Mengen Insulin gespritzt werden.

Hierfür bieten sich im Grunde verschiedene Möglichkeiten – oft in Form von Kombinationen – an, die aber nur für die zumeist älteren Typ-2-Diabetiker gelten. Metformin und/oder Acarbose werden gern zuerst verabreicht, da sie im Gegensatz zu Sulfonylharnstoffen und Insulin eine Gewichtszunahme nicht begünstigen.

Schließlich wird in neuerer Zeit auch die Behandlung mit Diät, Insulin und Sulfonylharnstoffen oder anderen Tabletten empfohlen. Sie bewährt sich oft gut bei Patienten, die mit Sulfonamiden allein nicht ausreichend einstellbar sind. Man kann nämlich dann das kleine Defizit der Insulinwirkung durch minimale gespritzte Insulinmengen ausgleichen und dennoch durch die Weitergabe von Tabletten, z. B. von Amaryl, die körpereigene Insulinproduktion

Sog. Glitazon-Präparate, die die Insulinwirkung verstärken, werden für den Typ-2-Diabetes in Kürze in den Handel kommen.

ausnutzen. Wenn man bei solchen Patienten die ohne gleichzeitige Tablettengabe erforderlichen großen Mengen Insulin spritzt, würde man die körpereigene Insulinproduktion womöglich unterdrücken und nicht mehr ausnützen können. Auch hat sich gezeigt, daß in geeigneten Fällen das Blutzuckerverhalten bei der Kombinationsbehandlung sehr viel stabiler ist und daß diese Patienten täglich nur einmal spritzen müssen.

Nebenwirkungen

Die Nebenwirkungen der blutzuckersenkenden Tabletten, wie sie uns heute zur Verfügung stehen, sind gering. Bei den Biguaniden muß eine Laktazidose vermieden werden, die bei nierengesunden

Patienten praktisch nie auftritt. Die Sulfonylharnstoffe sind jedoch sehr gut verträglich. Man muß lediglich bedenken, daß sie stark blutzuckersenkend wirksam sind und bei Diabetikern, die eigentlich mit Diät allein eingestellt werden können, keinesfalls verabreicht werden dürfen. Andernfalls käme es zu schweren Unterzuckerreaktionen (Hypoglykämien) – insbesondere unter Glibenclamid –, die aber nicht dem Präparat, sondern der falschen Verordnung angelastet werden müssen.

Bei richtigem Einsatz sind die Nebenwirkungen der Tabletten äußerst selten.

Vorsicht

Versuchen Sie nicht, Ihren Arzt im Sinne einer »Therapie der Bequemlichkeit«, d. h. einer Tablettenbehandlung ohne gleichzeitige Diät, zu beeinflussen. Trotz kurzer Anfangserfolge führt diese Therapie früher oder später dazu, daß die Tablettenwirkung versagt und das Übergewicht stabilisiert wird – mit allen nachteiligen Folgen für den Patienten.

Der Segen der Insulinbehandlung

Auch heute hat die Behandlung von Diabetikern mit Insulin nicht an Bedeutung verloren. Erinnert sei daran, daß vor der Entdeckung des Insulins im Jahre 1921 (siehe Seite 111) mehr als die Hälfte der Diabetiker im diabetischen Koma starb. Dieser akute Zustand des absoluten Insulinmangels mit Übersäuerung des Organismus ist jedoch dadurch, daß Insulin zur Verfügung steht, äußerst selten geworden (siehe Abb. Seite 120). Insulin ist also nach wie vor das wichtigste, weil allein lebensrettende Medikament in der Behandlung des Diabetes. Alle Typ-1-Diabetiker sind definitionsgemäß auf die Behandlung mit Insulin angewiesen. Allerdings müssen auch viele Typ-2-Patienten, die ursprünglich mit Tabletten behandelt

Insulin ist nach wie vor das wichtigste Medikament zur Behandlung des Diabetes.

worden waren und deren Diabetes sich durch gehäufte Diätfehler oder ohne erkennbaren Grund verschlechterte, auf Insulin umgestellt werden. Auf die Bedeutung der Kombinationsbehandlung von Insulin mit Sulfonylharnstoffen wurde bereits hingewiesen (siehe Seite 132).

Nach Möglichkeit sollte sich der insulin-abhängige Diabetiker das Präparat selbst spritzen.

Die Insulininjektion sollte möglichst nicht einem Familienangehörigen oder einer Pflegekraft überlassen werden, außer besondere Umstände erfordern dies. Als solche sind eingeschränkte Sehkraft, Zittrigkeit und andere Alterserscheinungen anzusehen. Der insulinspritzende Diabetiker soll von fremder Hilfe unabhängig gemacht werden und sich das Präparat selbst einspritzen. Dies tun viele diabetische Kinder ebenso wie betagte Patienten. Für einen Menschen »in den besten Jahren« sollte demnach überhaupt kein Grund bestehen, die Selbstinjektion von Insulin zu scheuen.

Praxis der Insulinbehandlung

Wie schon erwähnt, steht neben den Insulinen aus tierischen Bauchspeicheldrüsen Humaninsulin zur Verfügung. Bei der Ersteinstellung auf Insulin sollte diesem Insulin der Vorzug gegeben werden, da es praktisch überhaupt nicht zu Allergien oder zu einer allmählichen Unterempfindlichkeit gegenüber dem Insulin (Insulinresistenz infolge der Bildung von Insulinantikörpern) führt. Patienten allerdings, die bisher gut auf andere Insuline eingestellt waren, müssen nicht auf Humaninsulin umgestellt werden. Bei solchen Diabetikern hat sich gezeigt, daß sie weder eine Überempfindlichkeit im Sinne der Allergie noch eine zunehmende Resistenz gegenüber ihren Insulinen entwickelt haben.

Humaninsuline haben den Vorteil, daß sie keine Allergien auslösen.

Insulin ist in Fläschchen mit durchstechbaren Gummistopfen abgefüllt. Die Packung enthält das Verfallsdatum, auf dem angezeigt ist, wie lange die volle Insulinwirkung garantiert wird. Insulin soll kühl bei einer Temperatur von nicht über 15 °C, aber geschützt vor Frost gelagert werden. Dies kann im Keller oder im Gemüsefach des

Kühlschranks erfolgen. Die Ampulle aber, die der Patient für den laufenden Bedarf verwendet, kann durchaus bei Zimmertemperatur gelagert werden. Ein großer Vorteil für die Diabetiker besteht darin, daß heutzutage Einmalspritzen verschrieben werden können und die lästige Sterilisation der Glasspritzen durch den Patienten wegfällt. Viele Diabetesärzte bevorzugen Insulinspritzen mit kurzen Nadeln, die senkrecht in die mit zwei Fingern abgehobene Hautfalte eingestochen werden. Der überwiegende Teil der insulinspritzenden Diabetiker benutzt allerdings Injektionshilfen vom Typ der »Pens«, die selbst bei Zittrigkeit und schlechtem Sehvermögen einfach und exakt zu handhaben sind.

Einmalspritzen machen die lästige Sterilisation überflüssig.

Wo setzt man die Spritze an?

Als Injektionsstellen kommen Außen- und Vorderseite der Oberschenkel, Bauchhaut, Gesäß und Außenseiten der Oberarme in Betracht. Sie sollten die Spritzstellen regelmäßig wechseln, um Hautveränderungen vorzubeugen.

Die verschiedenen Insulinarten

Es gibt eine Fülle von Insulinpräparaten, die sich im wesentlichen in drei Gruppen gliedern lassen:

- kurzwirkende,
- mittellangwirkende und
- langwirkende Insuline.

Verschieden wirkende Insulinpräparate

Der Arzt wird individuell zu entscheiden haben, welche Präparate für den Stoffwechsel besonders angezeigt sind. Je instabiler ein Diabetes ist, d. h. je ausgeprägter der Insulinmangel mit starken Blutzuckerschwankungen ist, desto häufiger wird man kleinere Mengen kurzwirkender Insuline spritzen. Typ-1-Diabetiker sollten in der Re-

Bei der Instabilität der Stoffwechsellage ist eine Behandlung ohne eine exakte Diät nicht möglich.

gel eine sog. »intensivierte Insulintherapie« durchführen, d. h. viermal am Tag spritzen (z. B. vor den Hauptmahlzeiten jeweils ein kurzwirkendes Insulin und vor dem Schlafengehen eine kleine Menge eines langwirkenden Insulins). Es wäre also falsch, insbesondere alle kindlichen und jugendlichen Diabetiker mit nur einer Injektion eines besonders langwirkenden Insulins behandeln zu wollen.

Die insulinspritzenden Diabetiker sollen häusliche Blutkontrollen durchführen und müssen auch – unabhängig von der ersten Verordnung – lernen, die Insulindosis in bestimmten Grenzen zu ändern, um rechtzeitig einer Hyperglykämie (Überzuckerung) oder Hypoglykämie (Unterzuckerung) vorzubeugen.

Beachten Sie

Verstärkte körperliche Arbeit verbrennt zusätzlich Zucker, dadurch sinkt der Insulinbedarf. Patienten, die Sport treiben, sollten also vor der körperlichen Tätigkeit weniger Insulin injizieren (z. B. 4 bis 8 Einheiten weniger) und womöglich zusätzlich 1 bis 2 BE an Kohlenhydraten essen. Achten Sie auch auf einen längeren Abstand zwischen Spritze und Mahlzeit (20–45 Minuten), der von der jeweiligen Insulinart abhängt. Falsch ist es, wenn der Patient sein Insulin spritzt und sofort hinterher ißt. Auf diese Weise fluten nämlich die im Darm verdauten Kohlenhydrate eher in die Blutbahn als das zur Bekämpfung der Blutzuckererhöhung in das Fettgewebe gespritzte Insulin.

Die sofortige Einnahme der Mahlzeit nach der Injektion ist nur bei Verwendung besonders schnell wirkender, sog. Insulin-Analoga möglich (und nötig!).

Nebenwirkungen von Insulin

Die wichtigste »Nebenwirkung« des Insulins ist in der Hypoglykämie zu suchen. Da die Blutzuckersenkung aber im Grunde dem gewünschten Haupteffekt entspricht, kann man eigentlich nicht von einer unerwünschten Nebenwirkung sprechen. An Arzt und Patient liegt es, mit Hilfe der oben erwähnten Regeln (z. B. Reduzierung der Insulindosis bei körperlicher Tätigkeit, regelmäßige Zufuhr von Nahrungsmitteln in Form kleiner Zwischenmahlzeiten) dafür zu sorgen, daß eine gute Balance zwischen Insulinmenge, Nahrungszufuhr, körperlicher Tätigkeit und Blutzuckerspiegel besteht. Hautveränderungen nach Insulininjektion sind unter dem Einfluß der Humaninsuline und anderer hochgereinigter Insuline sehr selten geworden, können aber gelegentlich vorkommen. Das gleiche gilt für die extrem seltenen Insulinallergien und für die Insulinresistenz.

Sorgen Sie für eine gute Balance zwischen Insulinmenge, Nahrungszufuhr, körperlicher Tätigkeit und Blutzuckerspiegel.

Was bringen neue Behandlungsmethoden?

In den vergangenen Jahren hat man vielfach versucht, die übliche Insulininjektion durch die kontinuierliche Gabe des Hormons mit Insulindosiergeräten zu ersetzen. Optimal wäre ein in den Körper implantiertes System, das aus einem Meßgerät für den Blutzucker, einem Mikrocomputer, einer Minipumpe mit Insulinspeicher, einem Insulinreservoir, einem elektronischen Alarmsystem mit Sender für ein externes Kontrollgerät, einem Ausflußkatheter und einer Umhüllung aus gewebefreundlichem Kunststoff besteht. Von der Verwirklichung ist man aber noch weit entfernt, wobei der »Schwachpunkt« bei der Entwicklung des Blutzuckermeßgeräts liegt. Man muß bedenken, daß eine »Zuckersonde«, die ständige Messungen des Blutzuckers durchführen und weitermelden soll, ja dem ständigen Bestreben des Blutes zur Gerinnung und zur Ablagerung von Thromben auf der Meßsonde ausgesetzt ist.

Die Entwicklung eines Insulindosiergerätes, das in den Körper implantiert wird und je nach Bedarf Insulin abgibt, steht noch am Anfang.

Insulinpumpen

Die äußerlich tragbaren Insulinpumpen leiten das Insulin – ohne vorgeschaltete automatische Blutzuckermessungen – kontinuierlich in das subkutane Fettgewebe; hierbei ruft der Patient vor den

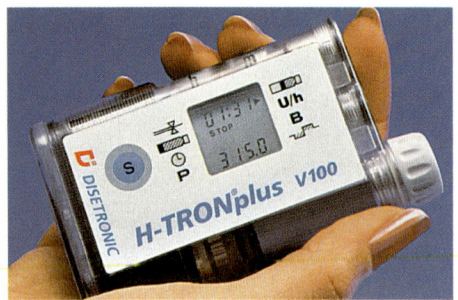

*H-TRON plus
Insulinpumpe*

Hauptmahlzeiten zusätzlich eine größere Insulinmenge ab. Diese Systeme sind inzwischen vervollkommnet worden und bedeuten für einen großen Kreis von Patienten einen wesentlichen Vorteil. 10 Prozent aller Typ-1-Diabetiker benutzen mittlerweile eine Insulinpumpe, wobei in Deutschland die Insulinpumpe H-TRON plus im Vordergrund steht.

Mit einer Insulinpumpe bessert sich das Wohlbefinden des Patienten, und auch die Lebensaussichten steigen, da sich der Stoffwechsel stabilisiert. Selbst die Beschwerden von Patienten mit einer schweren diabetischen Nervenstörung (Polyneuropathie) können entscheidend gebessert werden. Man muß betonen, daß es zur Insulinpumpenbehandlung nicht nur eines besonders erfahrenen Arztes, sondern auch eines kooperativen Patienten bedarf.

*Die Insulin-
pumpe stabili-
siert den
Stoffwechsel.*

Transplantation von Bauchspeicheldrüsen und Inselzellen

Vielleicht ist auf die Dauer ein noch größerer Erfolg mit der Transplantation von Bauchspeicheldrüsen oder zumindest von Inselzellen zu erwarten. Es gibt genügend Berichte über erfolgreiche Transplantationen von Bauchspeicheldrüsen beim Menschen. Dabei ist zu bedenken, daß nur solche Diabetiker für die Transplantation in Betracht kommen, bei denen gleichzeitig eine Nierentransplantation wegen einer schweren Nierenerkrankung durchgeführt werden muß. Nur in diesem Falle kann man die Patienten der nicht ungefährlichen gleichzeitigen Behandlung mit Medikamenten unterziehen, die die Abstoßung des Organs verhindern (sog. Immunsuppressiva). Eine alleinige Pankreastransplantation ist deswegen bisher nur selten durchgeführt worden, weil ja dabei keine Begründung für eine lebensrettende Maßnahme angegeben werden kann.

*Eine Transplantation
der Bauchspeicheldrüse
wird nur zusammen
mit einer Nierentransplantation durchgeführt.*

Die Nierentransplantation ist bei Patienten mit Versagen der Nieren lebensrettend; die Pankreastransplantation hingegen führt nur zu einer gewissen Erleichterung und Verbesserung der Stoffwechselsituation, ist aber wegen der Abstoßungsgefahr der Drüse und der Behandlung mit den genannten Medikamenten nicht ungefährlich und vor allem nicht unbedingt erforderlich, da ja diese Diabetiker risikolos auch mit mehrfachen Insulinspritzen oder mit Insulinpumpen behandelt werden können. Im Augenblick kann man noch nicht sagen, ob – in Analogie zu Untersuchungen am Tier – diabetische Spätschäden an den Blutgefäßen nach erfolgreicher Pankreastransplantation rückbildungsfähig sind.

Die Transplantation von Inselzellen stellt für die Zukunft möglicherweise eine erfolgreiche Behandlungsmethode dar.

Die Transplantation von außerhalb des Körpers gezüchteten Inselzellen bringt in der Zukunft möglicherweise die besten Ergebnisse. Die Voraussetzung hierfür wäre aber die Einpflanzung einer großen Zahl funktionstüchtiger, insulinproduzierender Zellen, ohne daß es zur Abstoßung durch den Körper kommt.

Was ist ein diabetisches Koma?

Eigentlich sollte der gut geschulte, richtig behandelte und ständig beim Arzt und zu Hause durch die Selbsttestung kontrollierte Patient dieses Kapitel überhaupt nicht lesen müssen: Ein diabetisches Koma ist bei solchen Patienten auf alle Fälle vermeidbar.

Definition

Unter diabetischem Koma versteht man einen Zustand der extremen Stoffwechselentgleisung mit Blutzuckerwerten zwischen 400 mg/dl und 1000 mg/dl. Gleichzeitig kommt es zu einer Übersäuerung des Blutes, da der Insulinmangel einen überstürzten Fettabbau im Organismus hervorruft.

Charakteristisch für ein diabetisches Koma ist der obstartige Acetongeruch.

Natürlich haben solche Patienten, bevor das Koma (Bewußtlosigkeit) eintritt, alle klassischen Symptome des Diabetes, wie wir sie für den Krankheitsbeginn kennenlernten: Durst, Harnflut, Gewichtsabnahme, Schwäche und schließlich Eintrübung des Bewußtseins. Wenn das Koma voll eingetreten ist, kommt es zu einer vertieften Atmung und zu einem obstartigen Acetongeruch der Ausatmungsluft. Aceton ist ein Abbauprodukt des Fettstoffwechsels. Die Augäpfel sind weich, die Haut ist trocken; es besteht darüber hinaus eine gefährliche Austrocknung des gesamten Körpers. Mitunter treten starke Bauchschmerzen auf, die zu Fehldiagnosen führen können.

Für die Zukunftsaussichten des Patienten entscheidend sind Erfahrung und Sorgfalt des erstbehandelnden Arztes, der das Krankheitsbild erkennen und die sofortige Einweisung des Patienten in ein Krankenhaus veranlassen muß. Ein Patient im Koma, der länger als 12 Stunden unbehandelt blieb, hat keine guten Überlebenschancen.

Über- oder Unterzucker?

Eine Unterzuckerung tritt meist plötzlich ein, wenn Nahrungsaufnahme und Insulingabe nicht aufeinander abgestimmt werden.

Die Unterscheidung zwischen der Bewußtlosigkeit bei Hypoglykämie (Unterzuckerung) und diabetischem Koma (Überzuckerung und Übersäuerung des Körpers) ist auch für den Laien leicht.

Wenn ein Patient morgens zur Arbeit geht und plötzlich bewußtlos aufgefunden wird, dann ist dies – wenn nicht ein Schlaganfall oder Herzinfarkt vorliegt – bei einem medikamentös, zumeist mit Insulin behandelten Diabetiker oft auf eine Hypoglykämie zurückzuführen. Dieser Patient hat also entweder zu viel Insulin gespritzt oder eine Mahlzeit ausgelassen oder sich in unerwarteter Weise körperlich betätigt, ohne einen entsprechenden Ausgleich bei der Insulin- und Nahrungszufuhr in die Wege geleitet zu haben.

Der Patient mit dem diabetischen Koma hingegen wird sicherlich Stunden und Tage vorher bereits allmählich in den Zustand hineingeglitten sein mit all den zunehmenden Beschwerdezeichen, wie sie oben geschildert wurden.

Behandlung

Der Hausarzt wird solchen Patienten wegen der lebensgefährlichen Austrocknung in erster Linie eine Infusion geben und eine sofortige Krankenhausbehandlung veranlassen. Im Krankenhaus wird der Insulinmangel vorsichtig mit kleinen Insulinmengen allmählich ausgeglichen; außerdem wird in den ersten 24 Stunden so viel an Flüssigkeit gegeben, wie etwa 10 % des Körpergewichts entspricht (bei einem 70 kg schweren Menschen müßten also 7 Liter Flüssigkeit mit Salzen intravenös infundiert werden).

Wird das diabetische Koma nicht innerhalb der ersten 12 Stunden behandelt, sind die Überlebenschancen sehr schlecht.

Auf die übrigen Probleme der Komabehandlung in der Klinik kann hier nicht näher eingegangen werden. Nur soviel sei gesagt, daß eine der wichtigsten Maßnahmen für den Patienten in einer gründlichen Schulung besteht: Der Zustand darf sich nie wiederholen und kann dies auch nicht, wenn der Patient seine Selbstkontrollen und die Kontrollen beim Arzt ernst nimmt.

Diabetes im Kindes- und Jugendalter – eine besondere Problematik

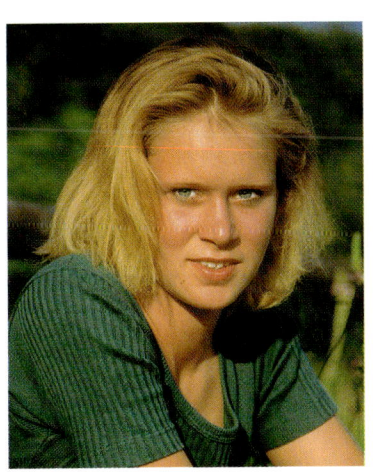

Im Kindes- und Jugendalter ist fast stets nur ein Typ-1-Diabetes zu erwarten (siehe Seite 115). Bei etwa 1 % aller Diabetiker tritt die Zuckerkrankheit vor dem 17. Lebensjahr auf. In der Bundesrepublik Deutschland leben ca. 25.000 diabetische Kinder und Jugendliche.

Interessant ist, daß nach sofortiger »aggressiver« Insulinbehandlung – ohne daß unsinnige Versuche mit einer Tablettentherapie kostbare Zeit rauben – bei etwa 80 % der Patienten eine erhebliche Besserung mit vor-

Die Remissionsphase und die künftig stabilere Stoffwechsellage des Patienten werden durch eine sofort einsetzende aggressive Insulintherapie gefördert.

übergehendem ständigem Absinken der notwendigen Insulinmengen auftritt. Mitunter ist der behandelnde Arzt sogar versucht, ganz mit der Insulintherapie aufzuhören; das sollte er aber keinesfalls tun. Aus prinzipiellen Gründen sollte man die Therapie auch mit kleinen Insulindosen (mitunter sogar nur 1 bis 2 Einheiten täglich) fortführen. Man spricht dann von einer Remissionsphase. Sie kann zwischen einigen Monaten und 1 bis 2 Jahren dauern.

Kein diabetisches Kind muß heutzutage noch hungern, wenn es nicht erheblich übergewichtig ist. Gerade bei den extrem Übergewichtigen kann manchmal ein Typ-2-Diabetes vorliegen, der durch eine massive Gewichtsabnahme völlig zum Verschwinden kommt. Dies ist aber die Ausnahme und nicht die Regel. Die Art und Weise der Insulinbehandlung, die im Prinzip bei Kindern und Jugendlichen – von der kleineren Dosis einmal abgesehen – identisch ist mit der bei Erwachsenen geübten Therapie, wurde bereits besprochen (siehe Seite 133).

Unterzuckerung bei Kindern

Von großer Bedeutung sind Unterzuckerungen bei Kindern. Sie sind zwar nicht so gefährlich, wie sie oft hingestellt werden, und sind bis zu einem gewissen Grad der Preis für eine gute Diabeteseinstellung mit niedrigen Blutzuckerwerten. Andererseits soll man aber schwere, ständig auftretende Hypoglykämien, die Hirnschäden verursachen können, vermeiden. Gar nicht leicht ist es, nächtliche Unterzuckerungen zu erkennen. Unruhiger Schlaf mit quälenden Träumen, Kopfschmerzen und Zerschlagenheit am nächsten Tag sind Hinweise für Kind, Eltern und Arzt. Gern wird den Eltern eine Ampulle Glukagon verschrieben, das den Blutzucker erhöht (siehe Seite 6). Glukagon kann von den Eltern subkutan (unter die Haut) oder in den Muskel (also nicht intravenös, was der Laie im allgemeinen nicht beherrscht) gespritzt werden, ehe der wegen einer schweren Hypoglykämie mit Bewußtlosigkeit alarmierte Arzt er-

Gegen Unterzucker hilft Glukagon, das subkutan oder intramuskulär gespritzt werden kann.

scheint. Der Vorteil dieser Injektion liegt darin, daß Glukagon gleichsam die Zuckerreserven der Leber »auspreßt« und fast stets ein frühzeitiges Erwachen des Kindes bewirkt. Allerdings muß das Kind sofort, nachdem es aus der Bewußtlosigkeit erwacht ist, reichlich Kohlenhydrate aufnehmen, um einem erneuten Rückfall in die Hypoglykämie zu begegnen.

Probleme diabetischer Schulkinder

An dieser Stelle sei ein von Mehnert und Schaub für die bayerischen Lehrer herausgegebenes Merkblatt wörtlich wiedergegeben, da es die besonderen Probleme diabetischer Schulkinder beleuchtet:

Der Diabetes mellitus (Zuckerkrankheit) ist eine Erkrankung, die auch in frühen Lebensjahren auftreten kann. Es wird angenommen, daß in der Bundesrepublik ca. 25.000 Kinder und Jugendliche bis zum 18. Lebensjahr an Diabetes erkrankt sind. Diese Zahl ist so groß, daß jede Lehrerin und jeder Lehrer damit rechnen muß, irgendwann einmal mit

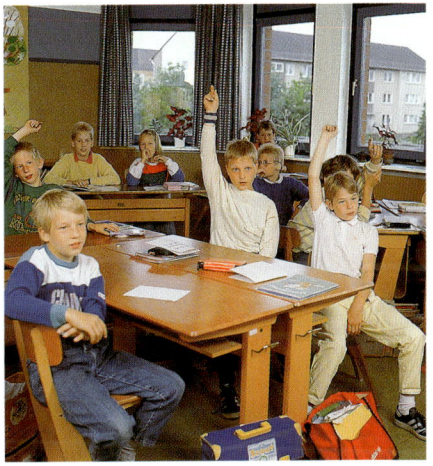

den Problemen eines jungen diabetischen Menschen konfrontiert zu werden.

Die Eltern diabetischer Kinder werden von den Ärzten darauf hingewiesen, daß der Diabetes des Kindes für Lehrer und Mitschüler kein Geheimnis bleiben soll.

Diabetische Kinder benötigen keine Sonderbehandlung in der Schule.

Wichtig

Diabetes ist weder ansteckend noch – bei richtiger Behandlung – in geistiger und körperlicher Hinsicht leistungsmindernd. Diabetische Kinder und Jugendliche sind den Anforderungen der Schule in der Regel genauso gewachsen wie ihre Altersgenossen; sie sollen keine Sonderstellung genießen.

143

1. Wenn der Schule mitgeteilt wird, daß ein Kind diabetisch ist, sollen Gespräche mit den Eltern ergeben, inwieweit das Kind ärztlicherseits als voll belastbar angesehen wird. In der Regel ist eine volle Belastbarkeit gegeben, z. B. Teilnahme an Turnunterricht und Wandertagen.

2. Fast alle diabetischen Kinder und Jugendlichen müssen täglich Insulin spritzen, da der Diabetes auf einer Unfähigkeit der Bauchspeicheldrüse beruht, selbst genügend Insulin zu produzieren. Eine der Insulininjektionen (wenn nicht die einzige) erfolgt fast stets morgens zu Hause vor dem ersten Frühstück. Die Hauptwirkung des Insulins, die Senkung des Blutzuckers, macht sich zumeist im Laufe des Vormittags, also bevorzugt während der Schulzeit bemerkbar. Nicht immer gelingt es, Nahrungszufuhr und Insulinspritze so aufeinander abzustimmen, daß der Blutzuckerwert im Normalbereich oder im leicht erhöhten Bereich bleibt. Gelegentlich kann es vielmehr zu Unterzuckerreaktionen kommen, die das Kind aber fast immer rechtzeitig bemerkt und bekämpfen kann.

Anzeichen für eine Unterzuckerung

Schweißausbruch, Zittern, Herzklopfen, Blässe, Kopfschmerzen und unkontrollierte Reaktionen können Ausdruck der Unterzuckerung sein.

In einem solchen Fall soll das Kind rasch etwas Nahrung (Kohlenhydrate), wie Brot, Zwieback, Obst zu sich nehmen oder – bei stärkeren Reaktionen – einige Stücke Würfelzucker essen. Da das Kind in dieser Situation mit der Nahrungszufuhr keinesfalls bis zur Pause warten darf, muß ihm gestattet und sogar ausdrücklich geraten werden, sofort – auch während des Unterrichts – etwas zu essen. Die Scheu des Kindes vor dieser Maßnahme soll durch ein Gespräch bereits bei der Einschulung bzw. nach Auftreten des Diabetes genommen werden. Die Unterzuckerungserscheinungen treten dann auf, wenn

- zuviel Insulin gespritzt wurde,
- zu wenig gegessen worden ist oder
- eine unvorhergesehene, zu starke körperliche Tätigkeit vorlag.

Deswegen werden die diabetischen Kinder von ihren Ärzten darauf aufmerksam gemacht, z. B. an Tagen, an denen sie Turnunterricht haben, etwas mehr zum Frühstück zu essen bzw. etwas weniger Insulin zu spritzen. Unterzuckerreaktionen, die mit

Bewußtlosigkeit einhergehen, sind außerordentlich selten. Als beste Vorbeugemaßnahme gegen Unterzuckerungen ist die regelmäßige Nahrungsaufnahme anzusehen. Je nach ärztlicher Verordnung soll das Kind in den Schulpausen ein zweites und eventuell drittes Frühstück einnehmen. Auch hier sollten die Mitschüler informiert werden, daß das diabetische Kind sein Pausenbrot auch außer der Reihe essen darf.

3. Im allgemeinen sind die beschriebenen, durch die Insulinwirkung hervorgerufenen Unterzuckerreaktionen harmlos und vermeidbar. Treten solche Reaktionen jedoch häufig auf, ist eine ärztliche bzw. klinische Überprüfung der verordneten Insulindosis angezeigt. Deswegen sollten die Erzieher diabetischer Kinder die Eltern von derartigen Insulinreaktionen unbedingt unterrichten. Für den seltenen Fall einer mit Bewußtlosigkeit einhergehenden Unterzuckerreaktion sind Benachrichtigungsmöglichkeiten (Telefonkontakt mit dem Elternhaus bzw. mit dem Notarzt) zu vereinbaren.

4. Bei Kindern, die im Vorschulalter an Diabetes erkrankt sind, ergeben sich weniger Probleme, da sie sich an die veränderte Lebenssituation bereits gewöhnt haben.

Die Neuerkrankung eines Schulkindes kann hingegen zu Problemen führen; denn zum einen kommt es durch den Krankenhausaufenthalt zu einem Zeitversäumnis, zum anderen befindet sich das Kind besonders am Anfang in einer neuen, psychisch belastenden Situation. Hier liegt eine wichtige Aufgabe für die Lehrer, das Kind über diese Situation hinwegzubringen und als »bedingt gesund« in den Schulbetrieb einzuordnen.

5. Die allgemein angestrebte Zusammenarbeit zwischen Lehrern und Eltern ist im Falle des diabetischen Kindes und Jugendlichen von besonderer Bedeutung. Der Diabetes kann und soll nicht als Ausrede für schlechtere Leistungen in der Schule dienen. Wenn aber durch eine kritische Entwicklung der Erkrankung Schulversäumnisse entstehen, muß versucht werden, dem Kind über diese Situation hinwegzuhelfen: Es muß ein Mittelweg zwischen Überbewertung und Bagatellisierung der Erkrankung gefunden werden. Die Erfüllung dieser Aufgabe durch Eltern und Ärzte und nicht zuletzt durch die Erzieher ist ein wichtiges Fundament für die psychische und körperliche Entwicklung des diabetischen Kindes und Jugendlichen.«

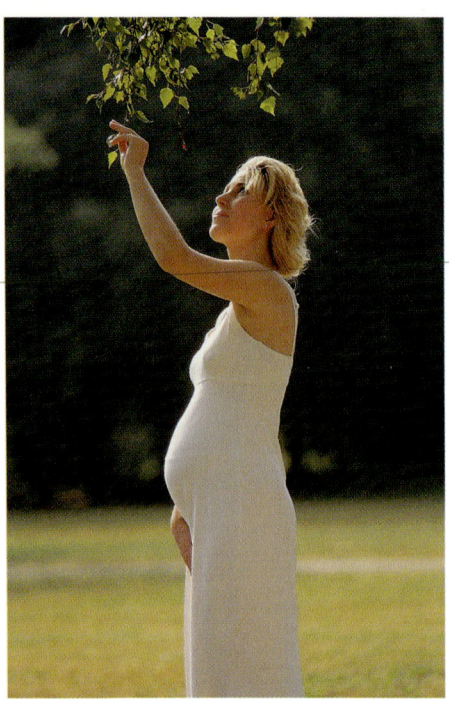

Können Diabetikerinnen Kinder bekommen?

Vor der Entdeckung des Insulins war eine Schwangerschaft bei Diabetikerinnen äußerst selten, die Geburt eines lebenden Kindes wurde geradezu als medizinische Sensation dargestellt. Mit der Entwicklung des Insulins und der Verbesserung der Behandlungsmöglichkeiten der jugendlichen Diabetiker hat jedoch die Zahl der Frauen, die trotz Diabetes Kinder bekommen, ständig zugenommen.

Die Fruchtbarkeit war mit der Entwicklung der Insulintherapie rasch normalisiert. Die Sterblichkeit der Kinder vor, während oder nach der Entbindung betrug aber anfänglich bis zu 40 %, sank dann auf 10 bis 20 % ab und wird jetzt häufig mit 1 % angegeben. Von entscheidender Bedeutung ist die strenge Stoffwechselführung der diabetischen Schwangeren mit einer Normalisierung der Blutzuckerwerte durch häufige Insulininjektionen oder auch gelegentlich durch den Einsatz der Insulinpumpe. In unserer eigenen Klinik hatten wir in den Jahren 1971 bis 1979 bei 78 Entbindungen immerhin noch 11 kindliche Todesfälle (= 14 %). Durch die Einführung der neuen optimierten Insulinbehandlung und der exzellenten Zusammenarbeit mit Kinderärzten und unserer Frauenklinik konnten wir in den Jahren 1980 bis 1983 erreichen, daß bei 88 Entbindungen kein Kind verstarb. Diese Erfolgsserie konnte bis jetzt fortgesetzt werden.

Natürlich muß man wissen, daß die Schwangerschaft die Auslösung eines Diabetes fördert (siehe Seite 119) bzw. daß bei vorhandenem Diabetes sich die Blutzuckerwerte vorübergehend verschlechtern. Dies sind aber keine Gründe, daß Diabetikerinnen auf Kinder verzichten müssen, wenn nicht extreme Gefäßkomplikationen das Austragen eines gesunden Kindes äußerst unwahrscheinlich machen. Nur in diesen Fällen sollte der Arzt zu einer Schwangerschaftsunterbrechung raten.

Wie steht es mit Mißbildungen des Kindes?

Der Anteil an Mißbildungen ist bei den Kindern diabetischer Mütter höher als bei nichtdiabetischen Frauen. Wenn eine entsprechende Familienplanung betrieben wird und die Patientinnen bereits hervorragend eingestellt in die Schwangerschaft hineingehen, hat sich aber – wie Untersuchungen aus Ostdeutschland zeigten – eine völlige Annäherung der Mißbildungsrate an die sowieso schon geringen Zahlen bei nichtdiabetischen Müttern erreichen lassen.

Die Mißbildungsrate ist nicht wesentlich höher als bei nichtdiabetischen Müttern und läßt sich durch rechtzeitige Behandlung günstig beeinflussen.

Übergewicht bei der Geburt

Häufig sind die Kinder diabetischer Mütter bei der Geburt stark übergewichtig. Als Faustregel darf gelten, daß sie um so übergewichtiger sind, desto unbefriedigender die Stoffwechselführung während der Schwangerschaft gewesen ist. Man erklärt sich dies mit den hohen Blutzuckerspiegeln der Schwangeren, die über den Mutterkuchen (Plazenta) hinweg auch den Blutzucker im Körper der Leibesfrucht erhöhten und das Kind im Mutterleib gewissermaßen gemästet haben. Trotzdem muß man zugeben, daß auch bei gut eingestellten Diabetikerinnen gelegentlich eine Übergewichtigkeit und eine größere Körperlänge des Kindes besteht. Aus diesem Grunde kann es erforderlich werden, daß die Schwangerschaft vorzeitig – also z. B. durch Zufuhr von Wehenmitteln oder aber durch einen Kaiserschnitt – beendet wird. Je strikter die Stoffwechseleinstellung während der Schwangerschaft war, desto eher kann man sich allerdings auch bei diabetischen Frauen dem üblichen Zeitpunkt der Entbindung nähern.

Das mitunter erhöhte Geburtsgewicht bedingt gelegentlich eine vorzeitige Beendigung der Schwangerschaft.

147

Die Gefäße des Diabetikers

Die Prognose des Diabetes hängt entscheidend vom Auftreten bestimmter Gefäßerkrankungen ab.

Das Schicksal des Diabetikers wird immer mehr durch Auftreten und Ausmaß diabetischer Gefäßerkrankungen bestimmt (vgl. Abb. Seite 120). Gefäßerkrankungen an Herz, Nieren und Beinen bedrohen das Leben des Diabetikers in erster Linie. Darüber hinaus sind Schäden am Augenhintergrund infolge der mitunter zur Erblindung führenden typischen Erkrankung der Netzhautgefäße (Retinopathie) gefürchtet, da sie die Arbeits- und Leistungsfähigkeit des Diabetikers stark beeinträchtigen können. Bei den Gefäßkrankheiten des Diabetikers hat es sich als zweckmäßig erwiesen, eine Erkrankung der kleinen Gefäße (Mikroangiopathie) von der der großen Gefäße (Makroangiopathie) zu unterscheiden. Die Makroangiopathie entspricht dabei im wesentlichen der schon im Kapitel »Fettstoffwechselstörungen« abgehandelten Arteriosklerose; sie tritt allerdings bei Diabetikern vorzeitig und in verstärktem Ausmaß auf.

Mikroangiopathie

Für die Entstehung der Mikroangiopathie spielt die mangelhafte Diabeteseinstellung mit der Überzuckerung des Körpers eine entscheidende Rolle. Aber auch ein hoher Blutdruck und das Rauchen sind – ebenso wie für die Arteriosklerose – nachteilige Manifestationsfaktoren.

Die Mikroangiopathie wird beeinflußt durch rechtzeitiges Erkennen des Diabetes, Dauer der Erkrankung und gute Stoffwechselführung.

Der folgenden Abbildung kann man entnehmen, wie sich die Mikroangiopathie im Verlauf zum Diabetes entwickelt. Es ist deutlich zu erkennen, daß eine Verkürzung des Abstandes zwischen Beginn des manifesten Diabetes und Diagnose (z. B. durch Früherkennungsmaßnahmen, siehe Seite 122) und damit eine rechtzeitig eingeleitete Therapie entscheidend wichtig wären; sie haben die gleiche Bedeutung wie die exakte Stoffwechselführung nach Feststellung des Diabetes.

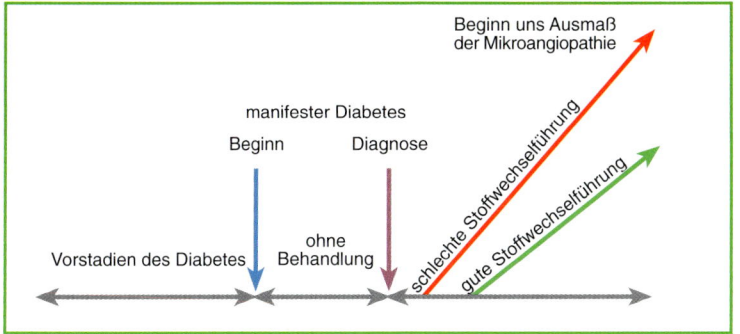

Beginn und Ausmaß der Mikroangiopathie sind abhängig:
- von der Dauer das manifesten Diabetes
- von der Läge des behandlungsfreien Intervalls zwischen Diabetesmanifestation und Diagnose
- von der Qualität der Diabeteseinstellung

Netzhauterkrankung

Ist die Mikroangiopathie einmal aufgetreten, kann man das Fortschreiten der Netzhautgefäßerkrankung durch Licht- oder Laserkoagulation hemmen, ohne daß das Sehvermögen eingeschränkt wird. Diese von dem deutschen Arzt Meyer-Schwickerath entwickelte Methode hat sich weltweit durchgesetzt und beruht auf der Koagulation von kleinsten, zur Blutung neigenden Gefäßen durch Licht- oder Laserstrahlen, die durch die Pupille auf den Augenhintergrund gerichtet werden. Immerhin ist damit zu rechnen, daß im Durchschnitt bei jedem vierten Diabetiker eine Retinopathie auftritt. Die Abhängigkeit von der Diabetesdauer und von der Art der Stoffwechseleinstellung ist offenkundig (siehe Abb.).

Licht- oder Laserkoagulation können die Netzhauterkrankung hemmen.

Nierenerkrankung

Eine zweite wichtige Form der Mikroangiopathie betrifft die klassische diabetische Nierenerkrankung (diabetische Glomerulosklerose). Sie geht einher mit hohem Blutdruck, Wassereinlagerungen und

Die diabetische Nieren-erkrankung muß u.U. mit Dialyse oder einer Nierentransplantation behandelt werden.

Eiweißausscheidung im Urin. Eine erfolgversprechende direkte Behandlung dieses Krankheitsbildes ist nicht bekannt. Bei Fortschreiten müssen die Patienten in speziellen Nierenzentren dialysiert werden. Man kann aber auch eine Nierentransplantation versuchen (siehe Seite 138).

Makroangiopathie

Wegen der Abhandlung im Kapitel »Fettstoffwechselstörungen« bedarf es nur noch einiger Ergänzungen. Gewisse Unterschiede bestehen zwischen der Arteriosklerose des Nichtdiabetikers und der Makroangiopathie bei Diabetikern. Insbesondere wird darauf hingewiesen, daß sich die Makroangiopathie des Diabetikers oft eher diffus vor allem über die Gefäßabschnitte des Beines verbreitet, während es bei der üblichen Arteriosklerose oft zu einzelnen engen Stellen (Stenosierungen) an den Gefäßen kommt.

Wichtig

Besonderheiten der Makroangiopathie bei Diabetikern.

Die so gefährliche Herzkranzgefäßerkrankung tritt bei Diabetikern drei- bis fünfmal häufiger pro Altersklasse auf als bei Nichtdiabetikern. Auch diabetische Frauen (selbst vor dem Klimakterium) sind häufig betroffen. Beim Herzinfarkt wird eine höhere Sterblichkeit und ein vermehrtes Auftreten der für Diabetiker charakteristischen schmerzarmen »stummen« Infarkte beobachtet. Man nimmt an, daß hier die Erhöhung der Blutfette (sog. aggressives LDL-Cholesterin) bedeutsam ist und daß eine gleichzeitig vorhandene diabetische Nervenerkrankung die Schmerzvermittlung behindert.

Die Hirngefäßdurchblutung kann durch eine Cerebralsklerose bei Diabetikern natürlich ebenfalls beeinflußt sein. Hier spielt – wie

beim Nichtdiabetiker – eine gleichzeitig vorhandene Blutdrucker-
höhung (Hypertonie) eine wichtige Rolle und bedarf der intensiven
Behandlung. Überhaupt muß man sich davon freimachen, bei
Diabetikern nur immer gebannt auf den Blut- und Harnzucker zu
schauen und die Ausschaltung zusätzlicher Risikofaktoren (Fettstoffwechselstörungen, hoher Blutdruck, Rauchen, Gicht, Übergewicht) zu vernachlässigen.

Vermeiden Sie zusätzliche Risikofaktoren wie Rauchen, Übergewicht, hoher Blutdruck, Gicht.

Was versteht man unter »Zuckerbrand«?

Wie an den Hirngefäßen tritt die Makroangiopathie bei Diabetikern
auch an den Beinen häufiger auf. Allerdings ist hier oft die Erkrankung der Beinnerven charakteristisch, die im Zusammenhang mit
der Infektionsneigung und der Schmerzunempfindlichkeit zu dem
gefürchteten »Zuckerbrand« (diabetische Gangrän) führen kann.
Gerade bei diesem Krankheitsbild ist die Schulung der Patienten
(vorwiegend Typ-2-Diabetiker) entscheidend hilfreich für die Vorbeugung (s. u.).

Behandlung und Vorbeugung

Heutzutage kann mit der Gefäßchirurgie die Durchlässigkeit ver-
engter oder verschlossener größerer Blutgefäße lokal bewerkstelligt
werden. Ebenso gibt es – dies alles gilt auch für den Nichtdiabetiker
– die Möglichkeit, verengte Gefäße mit besonderen Sonden zu deh-
nen. Im übrigen wird die Behandlung der Gefäßerkrankungen bei
Diabetikern vor allem in drei Maßnahmen bestehen:

Verengte oder verschlossene Gefäße können durch chirurgische Maß-nahmen wieder geöffnet werden.

1. Gute Einstellung des Diabetes
2. Normalisierung erhöhter Blutdruckwerte
3. Behandlung der eventuell gleichzeitig vorhandenen Fettstoffwechselstörungen

Bei der Hochdruckbehandlung des Diabetikers gibt es einige
Probleme, da bestimmte Medikamente den Blutzucker erhöhen

können. Der Arzt wird entscheiden, welches Präparat im Einzelfall am besten geeignet ist.

Behandlung des diabetischen Fußes

Der diabetische Fuß oder »Zuckerbrand« muß stationär behandelt werden.

Für Patienten mit diabetischem Fuß oder Zuckerbrand muß eine umgehende stationäre Pflege verordnet werden. Dabei sind mitunter bestimmte Infusionen angezeigt, welche die Fließfähigkeit des Blutes verbessern. Wichtig ist die Behandlung am Ort: Abgestorbenes Gewebe muß regelmäßig abgetragen werden. Eine Behandlung mit bakterienabtötenden Antibiotika ist bei einer entsprechenden Entzündung unbedingt erforderlich. Mitunter wird man allerdings um eine Amputation bei zunehmenden Schmerzen und fortschreitender Infektion nicht herumkommen. 25 bis 30 % aller Krankenhauskosten, die für Diabetiker entstehen, werden durch Patienten mit diabetischem Fuß verursacht. Daraus ergibt sich natürlich der zwingende Schluß, daß die schon erwähnte Vorbeugung und eine gründliche Schulung entscheidend wichtig sind.

Wichtig

Bei Verletzungen an den Füßen sofort den Arzt aufsuchen.

Der diabetische Patient muß schlecht sitzendes Schuhwerk, falsche Fußpflege, fehlerhaftes Schneiden von Nägeln und überheißes Baden der Füße vermeiden. Auch an den Reiz von Heftpflastern oder das Tragen zu enger Strümpfe sollte gedacht werden. Besonders in höherem Alter soll man täglich seine Füße anschauen, um schon bei kleinen Verletzungen sofort den Arzt aufzusuchen.

Im Zusammenhang mit den diabetischen Gefäßerkrankungen ist zu betonen, daß nach Einführung des Insulins in die Behandlung des Diabetes sozusagen »das zweite Gesicht« der Krankheit entdeckt wurde: Der Verlauf des Diabetes wird immer mehr durch

Komplikationen geprägt, die vorher weitgehend unbekannt waren. War da nicht letztlich die Entdeckung des Insulins ein böses Geschenk für die Diabetiker, die nun ihr Leben nur um den Preis anderer Leiden verlängert fanden? Diese Frage darf man entschieden verneinen, da wir viele Möglichkeiten haben, um Spätkomplikationen abzuschwächen, zu verzögern oder sogar zu verhindern.

Die Lebensverlängerung durch Insulin führt dazu, daß vermehrt Spätkomplikationen auftreten. Um so wichtiger sind Vorbeugung und gründliche Schulung.

Die diabetische Nervenerkrankung

Mit Nachdruck sei darauf hingewiesen, daß eine diabetische Polyneuropathie – wie die diabetische Nervenerkrankung von den Ärzten genannt wird – den Patienten in schlimmer Weise belästigen kann. Hautbrennen, Nervenschmerzen, Muskelschmerzen, Wadenkrämpfe können auftreten und insbesondere zu schweren Schlafstörungen führen. Neben diesen Erkrankungen der sensiblen (empfindlichen) Nerven kann es leider auch zu Erkrankungen jener Nerven kommen, die nicht dem Willen unterliegen oder den Schmerz anzeigen. Dies kann dann Blasenstörungen, Durchfall oder Verstopfung und auch Impotenz hervorrufen.

Die Polyneuropathie ist eine schlimme Komplikation. Die Behandlungsmöglichkeiten beschränken sich auf eine gute Diabeteseinstellung und auf die Therapie mit Thioctsäure.

Die Behandlungsmöglichkeiten sind leider eingeschränkt und beruhen im wesentlichen auf einer strengen Diabeteseinstellung, unter Umständen mit dem Einsatz von Insulinpumpen, und auf der intravenösen oder oralen Verabreichung von Thioctsäure (Thioctazid HR), einem wichtigen und hochwirksamen Medikament.

Sonstige Erkrankungen und Komplikationen

Über die Probleme an den Augen wurde bereits gesprochen. Hier muß man darauf hinweisen, daß auch der graue Star (Linsentrübung) bei Diabetikern gehäuft auftritt (wieder in Abhängigkeit von der Qualität der Stoffwechselführung).

Diabetiker müssen mit zusätzlichen Erkrankungen an Augen, Haut, Leber und Niere rechnen.

Diabetiker entwickeln – wiederum in Abhängigkeit von der Qualität der Behandlung – häufiger Hauterkrankungen mit zum Teil spezifischer, zum Teil aber durchaus unspezifischer Natur. So sollen Pilzerkrankungen und eitrige Hauterkrankungen bei schlecht eingestellten Diabetikern häufiger auftreten.

Leberverfettung soll bei Diabetikern immer wieder vorkommen, wobei hierfür allerdings das Übergewicht und ein womöglich gleichzeitiger Alkoholkonsum die entscheidende Rolle spielen dürften.

Operationen – für Diabetiker ein Problem?

Operationen kann sich heutzutage jeder Diabetiker unterziehen. Auch die Narkose stellt im Gegensatz zu früher kein Problem mehr dar. Allerdings sollte vor der Operation eine möglichst ausgeglichene Stoffwechsellage erzielt werden und die Operation zum günstigsten Zeitpunkt (erfahrungsgemäß zum Wochenanfang und am frühen Morgen) durchgeführt werden. Auf diese Weise ist eine optimale Betreuung in der Klinik gewährleistet, weil im Anschluß an die Operation häufig stärkere Stoffwechselschwankungen auftreten.

Außer der typischen diabetischen Niere (diabetische Glomerulosklerose, siehe Seite 149) können Diabetiker auch an einer bakteriellen Erkrankung der Niere leiden. Hierfür gelten die gleichen Richtlinien – Behandlung mit bakterienabtötenden Mitteln – wie bei Nichtdiabetikern.

Infektionen verschlechtern die Stoffwechsellage und müssen sorgfältig behandelt werden.

Streßsituationen aller Art können den Diabetes beeinflussen, wobei die seelischen Belastungen häufig überschätzt werden. Trotzdem weiß der erfahrene Diabetesarzt, daß etwa ein diabetisches Kind, das Schulsorgen hat, vorübergehend starke Stoffwechselschwankungen aufweisen kann. Natürlich verschlechtern Infektionen die Einstellung des Diabetes mitunter beträchtlich. Diese

Infektionen müssen in der üblichen Weise behandelt, der Stoffwechsel – etwa durch Erhöhung der Insulindosis – darauf eingestellt werden.

Sozialmedizinische Probleme

Berufsaussichten

Es gibt nur wenige Berufe, die Diabetiker nicht ergreifen dürfen. Hierzu zählen in erster Linie solche beruflichen Tätigkeiten, die aus Gründen der allgemeinen Sicherheit nicht gewählt werden dürfen (Lokomotivführer, Berufskraftfahrer, Flugpilot, Schrankenwärter). Man wird dann auch keinen Unterschied machen dürfen, ob die Patienten Insulin spritzen oder nicht. Selbst unter Tablettenbehandlung gibt es Unterzuckerungserscheinungen, die natürlich das Führen eines Omnibusses oder eines Flugzeugs unmöglich machen. Gegen das Führen eines privaten Kraftfahrzeuges bei gut eingestellten Diabetikern bestehen hingegen keine Einwendungen.

Manche Berufe sind im Falle einer Hypoglykämie besonders gefährlich.

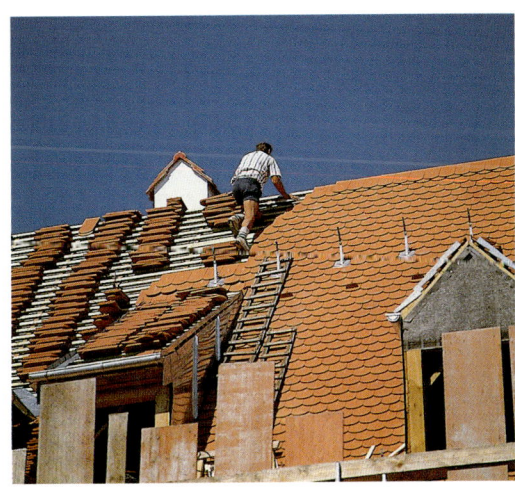

Weiterhin wird man Diabetikern um ihrer eigenen Sicherheit willen von Berufen wie Dachdecker, Schornsteinfeger, Maurer, Telegraphenarbeiter, Hochofenarbeiter oder Feuerwehrmann abraten. Im Falle einer Hypoglykämie können Diabetiker dabei leicht verunglücken.

Eine dritte Berufsrichtung (Gastwirte, Konditoren, Köche) ist deswegen für Diabetiker nachteilig, da es zu Kollisionen mit der verordneten Diät kommen kann. Ähnliche Überlegungen gelten auch für eine vierte Gruppe (Künstler, Vertreter, Schichtarbeiter, Politiker), bei der die unregelmäßige Lebensweise für den Verlauf des Diabetes ungünstig ist. Alle anderen Berufe können von Diabetikern durchaus ausgeübt werden.

Günstige Berufe für Diabetiker

Sehr gute Voraussetzungen sind für solche Berufe gegeben, die eine Diätverpflegung und eine regelmäßige Stoffwechselkontrolle am Arbeitsplatz ermöglichen. Dies betrifft natürlich den Arztberuf ebenso wie Heilhilfsberufe (Krankenschwester, Pfleger, Arzthelferin, Laborantin, Diätassistentin, Krankengymnastin).
Die Voraussetzungen sind auch günstig bei Angestellten und Beamten im Dienste von Krankenhäusern, Instituten, Gesundheitsämtern sowie für sämtliche Lehrberufe.

Richtlinien der Deutschen Diabetes-Gesellschaft für Diabetiker im öffentlichen Dienst

Für die Einstellung und Beschäftigung von Diabetikern im öffentlichen Dienst hat die Deutsche Diabetes-Gesellschaft folgende Richtlinien aufgestellt, die ausschnittweise hier wörtlich wiedergegeben werden sollen:

1. Der generelle Ausschluß des Diabetikers von pensionsberechtigten Anstellungen im Staatsdienst und vergleichbaren Institutionen ist aus medizinischen Gründen nicht gerechtfertigt.

2. Für die Einstellung in die genannten Tätigkeiten kommen alle arbeitsfähigen Diabetiker in Betracht, deren Stoffwechselstörung mit Diät allein, mit Diät und oralen Antidiabetika und (oder) Insulin auf Dauer gut einstellbar ist. Durch eine gute Stoffwechselkontrolle wird das Risiko diabetesspezifischer Komplikationen verringert.

3. Diabetische Bewerber auf solchen Stellen sollten frei von diabetesspezifischen Komplikationen an Augen und Nieren sein. Die Feststellung solcher Befunde hat durch fachärztliche Augenhintergrunduntersuchungen (Fundoskopie) sowie durch den kompletten Harnstatus und die Bestimmung des Kreatininwertes im Serum zu erfolgen.

4. Diabetiker, die rein diätetisch behandelt werden, können jede Tätigkeit ausüben, zu der sie nach Vorbildung und Leistung auch sonst geeignet wären. Insulinbehandelte Diabetiker sollen nach Möglichkeit keine Tätigkeiten verrichten, die unregelmäßige Arbeitszeiten erfordern. Sie sollten ferner nicht zu Tätigkeiten herangezogen werden, die beim Eintritt hypoglykämischer Reaktionen Gefahr für sie selbst oder ihre Umwelt mit sich bringen, z. B. als Fahrer öffentlicher Verkehrsmittel (hierauf wurde bei den verschiedenen Berufsgruppen bereits eingegangen).

5. Diabetische Bewerber müssen ein ärztliches Zeugnis vorweisen, aus dem die Qualität der Stoffwechselführung, der Nachweis regelmäßiger und langfristiger Stoffwechselkontrollen sowie die Bereitschaft zur Kooperation hervorgehen. Zur Beurteilung der Einstellungsqualität werden die unter Punkt 6 genannten Grenzwerte für die Blutzuckerkonzentration zugrundegelegt. Zusätzlich soll die Bestimmung des glykosylierten Hämoglobins (HbAI oder HbAIC) herangezogen werden (siehe Seite 123). Die Eignung des Bewerbers soll in der Regel durch ein fachärztliches Gutachten geklärt werden, das von einem diabetologisch erfahrenen Arzt oder in einer Diabetesklinik erstellt werden sollte.

6. Die Beurteilung der Qualität der Stoffwechselführung soll individuell erfolgen. Ein überwiegend ausgeglichener Stoffwechselzustand sollte dokumentiert werden. Für nicht mit Insulin behandelte Diabetiker ist überwiegend Harnzuckerfreiheit zu

fordern. Bei insulinbehandelten Diabetikern sollte die Mehrzahl der Harnproben zuckerfrei sein. Zur Beurteilung der Stoffwechsellage sind einzelne Blutzuckerwerte, besonders im Nüchternzustand, ungeeignet. Dasselbe gilt für die Untersuchung einer einzelnen Urinportion. Es ist erforderlich, wenigstens drei Blutzuckerwerte zu geeigneten Zeiten im Tagesverlauf zu messen; die Maximalwerte sollten bei insulinbehandelten Patienten ein bis zwei Stunden nach den Mahlzeiten nicht wesentlich über 220 mg/dl Blutzucker liegen, bei diät- und tablettenbehandelten nicht über 160 mg/dl.

Diesen Ausführungen folgt dann noch ein ausführlicher Untersuchungskatalog über die vom Arzt anzustellenden Untersuchungen, bevor er sein Gutachten abgibt, ob der Diabetiker im öffentlichen Dienst beschäftigt werden kann.

Krankenversicherung und Schwerbehindertengesetz

Manche Kranken-versicherungen nehmen – mit einem gewissen Aufschlag – auch Diabetiker auf.

Es gibt Krankenversicherungen, die auch diabetische Patienten aufnehmen – allerdings mit einem gewissen Aufschlag. Diabetiker können Aufwendungen für ihre Diabetesdiät steuerlich nicht mehr geltend machen. Nur bei den im Schwerbehindertengesetz gegebenen Voraussetzungen können finanzielle Hilfen durch einen Steuerfreibetrag beantragt werden.

Man muß jedoch überlegen, ob die Beantragung des Schwerbehindertenstatus nicht mehr Nachteile als Vorteile – gerade für junge Menschen – bietet. Der aktenkundige Beleg, daß es sich um einen schwer einstellbaren Diabetes handelt und daß der Diabetiker als Schwerbeschädigter gilt, kann z. B. beim Erwerb eines Führerscheins, bei der Aufnahme in eine Versorgungskasse oder auch bei der Verbeamtung große Schwierigkeiten bieten. Auch bei der allgemeinen Arbeitssuche wird es gerade jetzt in Zeiten höherer Arbeitslosigkeit Schwierigkeiten geben. Im übrigen wird dem Vorurteil Vorschub geleistet, daß Diabetiker nur Menschen zweiter Klasse seien. Allzu leicht wird der Patient deswegen in eine negative soziale Rolle gedrängt, was psychische Störungen zur Folge haben kann. Andererseits verlockt es natürlich manchen Patienten, wenn der schwer einstellbare Diabetes mit 40 bis 60 % Minderung der Erwerbsfähigkeit eingestuft wird und bereits ab 30 % v. H. eine Gleichstellung mit Schwerbeschädigten beim Arbeitsamt beantragt werden kann (dies bedeutet Kündigungsschutz und zusätzlichen Urlaub sowie die Einbringung der oben erwähnten Steuerfreibeträge).

Sportliche Aktivitäten

Der Diabetiker sollte dazu angehalten werden, Sport zu treiben. Allerdings muß man dabei sowohl den Schweregrad des vorliegenden Diabetes als auch die Art des gewünschten Sports berücksichtigen. Ein Diabetiker, der kein Insulin spritzt und keine Komplikationen aufweist, kann jede Art Sport betreiben. Der Anreiz, hier besondere Leistungen zu erbringen, ein normales Körpergewicht und eine trainierte Muskulatur zu fördern, ist von großem Vorteil für solche

Insulinabhängige Diabetiker sollten Sportarten mit extremen und nicht vorsehbaren Belastungen vermeiden.

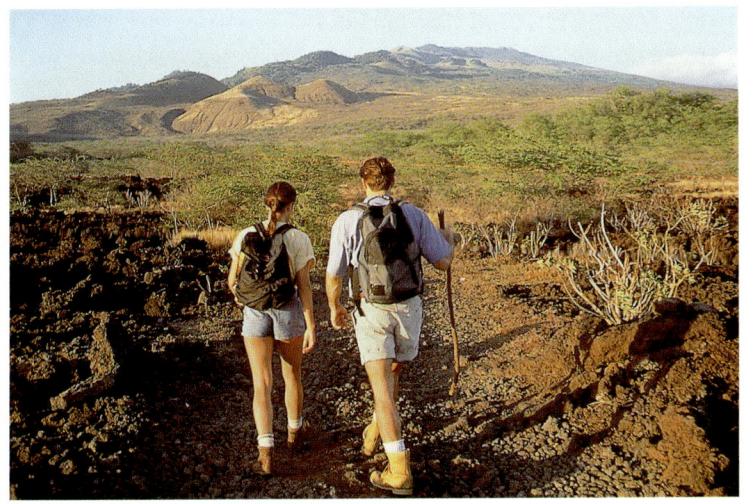

Körperliche Betätigung und Ausdauersport wie Wandern sind für Diabetiker günstig.

159

Patienten. Insulinspritzenden Patienten sollte man allerdings von Sportarten mit extremen und vor allem mit nicht vorhersehbaren körperlichen Belastungen (Laufdisziplinen, Fußball, Boxen, Tennis) abraten. Hier wird eher Gehen, Laufen, Schwimmen, Skiwandern und ähnliches empfohlen. Beim Leistungssport könnte man an Sprung- oder Wurfdisziplinen denken, wobei das Training ebenfalls vom Grundsatz der Mäßigkeit und Regelmäßigkeit geleitet werden muß. Bei vorhandenen schweren Gefäßerkrankungen (z. B. bei der Gefahr von Netzhautblutungen bei vorhandener Retinopathie) muß man allerdings stärkere körperliche Belastungen geradezu verbieten.

Begutachtung von Diabetes

Ein besonderes Problem stellt die Begutachtung von Diabetikern dar, die ihre Erkrankung auf irgendwelche äußeren Ereignisse zurückführen wollen. So verständlich dies auch ist – angesichts der geschilderten Verhältnisse bei der Diabetesentstehung, insbesondere im Hinblick auf die Vererbbarkeit der Erkrankung (siehe Seite 115) –, muß hier größte Zurückhaltung geübt werden.

Verletzungen der Bauchspeicheldrüse

Bei besonders schweren Verletzungen der Bauchspeicheldrüse kann ein Zusammenhang mit der Diabetesentstehung vorliegen.

Bei schweren Verletzungen der Bauchspeicheldrüse kann man natürlich an einen Zusammenhang zwischen Unfall und Diabetesentstehung denken. Voraussetzung ist allerdings, daß der Diabetes permanent bestehen bleiben muß und vorher keine entsprechenden Anzeichen für die Erkrankung vorlagen. Im übrigen soll zwischen Verletzung und Diabetes eine unmittelbare zeitliche Beziehung bestehen; die Bauchspeicheldrüse muß nach dem Unfall natürlich auch eine Störung ihrer anderen Funktionen, nämlich bei der Produktion von Bauchspeichel, aufweisen. Es wäre ja nicht einzusehen, daß bei einem Unfall nur die über die ganze Bauchspeicheldrüse verstreuten insulinproduzierenden Inseln (siehe Abbildung Seite 111) geschädigt werden und nicht der andere Anteil, der für die Produktion des Bauchspeichels verantwortlich ist. Die Situation im Hinblick auf die Entstehung des Diabetes ist also von seiten des Gutachters verhältnismäßig eindeutig.

Vorzeitige Manifestation durch äußere Einflüsse

Problematisch ist es, wenn es um die »vorzeitige Manifestation eines Diabetes durch äußere Einflüsse« geht, wenn also nicht die Entstehung, wohl aber die vorzeitige Auslösung zur Debatte steht. Nach Schöffling müssen hierbei die Begleitumstände der Verletzung oder des Unfalls besonders schwer oder außergewöhnlich sein, und die Verletzungsart muß geeignet sein, die Insulinproduktion auszuschalten oder Faktoren zu mobilisieren, die den Diabetes fördern. Psychische Traumen sind besonders schwer zu erfassen und kommen als Diabetesauslöser kaum jemals in Betracht. Immer wieder bemühen sich Diabetiker, auch 50 Jahre nach dem Krieg – von manchen Anwälten schlecht beraten – einen Zusammenhang zwischen Haft oder Gefangenschaft und dem nunmehr aufgetretenen Diabetes zu konstruieren. Man sollte die bedauernswerten Patienten auf die Aussichtslosigkeit dieses Bemühens aufmerksam machen, um ihnen Enttäuschungen und Anwaltskosten zu ersparen. Anders ist es, wenn bereits vor der Haft ein Diabetes bestanden hat. Hier ist es durchaus möglich, daß durch die Ungunst der Verhältnisse, wie durch mangelhafte Versorgung mit Insulin und völliges Fehlen einer Diabetesdiät, die äußeren Umstände den Verlauf des Diabetes richtunggebend verschlimmert haben.

Psychische Traumen werden als Diabetesauslöser im allgemeinen nicht anerkannt.

Darf ein Diabetiker Auto fahren?

Diabetiker dürfen in Massenverkehrsmitteln nicht als aktive Fahrer tätig sein (siehe Seite 155). Andererseits ist aber darauf hinzuweisen, daß Diabetiker – wohl wegen der ihnen zumeist anerzogenen

Diabetiker verursachen weniger Verkehrsunfälle als Nichtdiabetiker.

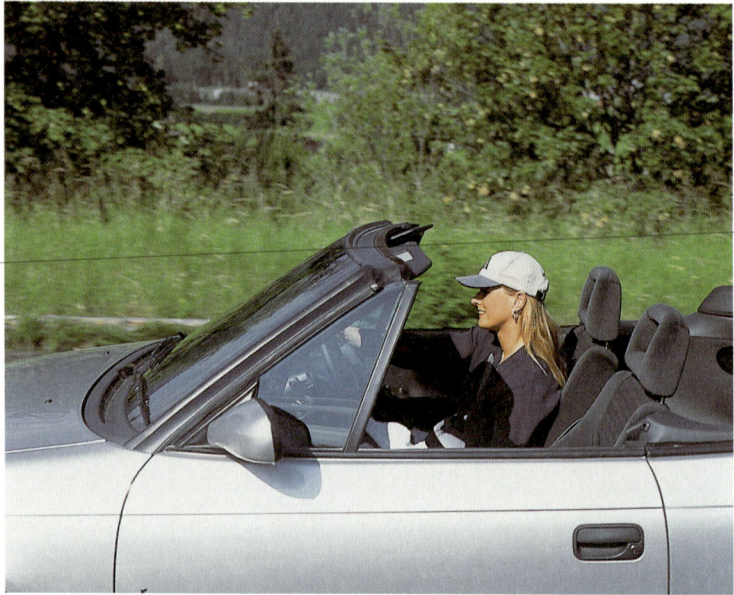

Disziplin – weniger PKW-Unfälle verursachen als Nichtdiabetiker. Um so bedauerlicher ist die Tendenz bei manchen Juristen, die dem Diabetiker das Führen eines Kraftfahrzeugs untersagen wollen, wenn der Patient Insulin spritzt. Falsch ist es andererseits auch, wenn Unfälle, die unter Alkoholeinfluß entstanden sind, dann bevorzugt dem Diabetes angelastet werden. Die Hypoglykämie bei insulinspritzenden oder tablettenbehandelten Diabetikern kann natürlich zu einer vorübergehenden Fahruntüchtigkeit führen. Die Statistik besagt aber, daß solche Unfälle äußerst selten sind.

Wann darf ein Diabetiker keinen Pkw führen?

Die Fähigkeit zum Führen eines Kraftfahrzeugs soll lediglich folgenden Diabetikern abgesprochen werden (nach *Schöffling*):

1. Schwer einstellbaren Diabetikern mit häufigen Stoffwechselentgleisungen
2. Diabetikern mit schweren Folgekrankheiten an Herz, Nieren oder Gefäßsystem sowie mit einer ausgeprägten Netzhauterkrankung
3. Diabetikern mit fortgeschrittener Cerebralsklerose

Richtlinien für insulinspritzende Kraftfahrer (nach Schöffling)

1. Im Kraftfahrzeug müssen immer ausreichende Mengen an schnellverdaulichen, d.h. rasch wirksamen Kohlenhydraten (z.B. Trauben- oder Würfelzucker) griffbereit sein. Auch der Beifahrer sollte den Aufbewahrungsort kennen.

2. Bei Verdacht auf einen beginnenden oder abklingenden hypoglykämischen Schock darf eine Autofahrt nicht angetreten werden.

3. Beim geringsten Verdacht auf einen Schock während der Fahrt muß sofort angehalten werden. Der Fahrer muß Kohlenhydrate zu sich nehmen und abwarten, bis der Schockzustand sicher überwunden ist.

4. Vor einer Fahrt darf der Diabetiker niemals mehr als die übliche Insulinmenge spritzen und muß die vorgeschriebene Tageszeit für die Injektion gewissenhaft einhalten.

5. Vor Antritt einer Fahrt dürfen niemals weniger Kohlenhydrate gegessen werden als sonst. Empfehlenswert ist eher ein geringer Mehrverbrauch an Kohlenhydraten.

6. Bei längeren Fahrten sollte der Diabetiker nach jeder Stunde eine »Kleinigkeit« essen und alle zwei Stunden eine bestimmte Menge an Kohlenhydraten zu sich nehmen.

7. Lange Nacht- und andere Fahrten, die den üblichen Tagesrhythmus durcheinander bringen, sollten möglichst unterlassen werden.

8. Eine Begrenzung der Fahrgeschwindigkeit aus eigenem Entschluß verhilft zu mehr Sicherheit.

9. Der Diabetiker sollte darauf verzichten, Fahrzeuge mit ihrer Höchstgeschwindigkeit auszufahren.

10. Jeglicher Alkoholgenuß vor und während der Fahrt ist besonders dem Diabetiker generell verboten.

11. Der Diabetikerausweis sollte immer mitgeführt werden.

12. Der Diabetiker sollte regelmäßig ärztliche Kontrollen durchführen lassen.

4. Neu erkrankten Diabetikern während der ersten drei Monate der Insulinbehandlung, bei der sowohl gehäuft Unterzuckererscheinungen wie auch flüchtige, harmlose Sehstörungen vorkommen können

Die Stoffwechselkrankheit Diabetes mellitus wurde besonders ausführlich besprochen, weil es sich einmal um eine häufige Erkrankung handelt, die – einschließlich ihrer Frühformen – mehr als 10 % der Bevölkerung unseres Landes betrifft. Zum anderen liegt hier ein Krankheitsbild vor, das aufgrund der typischen Zweiterkrankungen und Komplikationen in weite Bereiche anderer Fächer der Medizin eingreift und deswegen einer besonders ausführlichen Besprechung bedurfte. Und schließlich ist der Diabetes mellitus ein Lehrbeispiel dafür, wie sehr die Stoffwechselforschung sich für die Erklärung der Krankheitsursachen und Beschwerden der Patients sowie für die Diagnose und Behandlung der Diabetiker als nutzbringend erwiesen hat. Eine der gefürchtetsten Erkrankungen unserer Zeit sollte zunehmend an Schrecken verlieren, wenn Arzt und Patient gut zusammenarbeiten und wenn Schulung, ärztliche Überwachung, optimale Behandlung und Selbstkontrolle der Diabetiker garantiert sind.

Diabetes ist ein Lehrbeispiel dafür, wie nutzbringend die Stoffwechselforschung für Diagnose und Behandlung ist.

Seltene Stoffwechselkrankheiten

Es gibt verschiedene Stoffwechselkrankheiten, die vorwiegend im Kindesalter auftreten und wegen ihrer großen Zahl – auch wenn nur wenige Patienten daran erkranken – insgesamt von erheblicher medizinischer Bedeutung sind. In diesem Buch können die zum Teil äußerst komplizierten, biochemische und pathobiochemische Kenntnisse voraussetzenden Krankheiten nicht eingehend besprochen, sondern nur an Einzelbeispielen diskutiert werden. Solche Krankheiten können sämtliche Stoffgruppen betreffen, die für das Funktionieren des menschlichen Organismus wichtig sind. Dies kann schon damit beginnen, daß durch den Ausfall bestimmter Enzyme die Resorption eines Nährstoffs behindert ist. Das gleiche gilt für Erkrankungen, die den eigentlichen Stoffwechsel im Körper berühren, wobei sämtliche Nährstoffe (Kohlenhydrate, Fett, Eiweiß) und andere Stoffwechselprodukte betroffen sein können. Die meisten dieser Krankheiten werden, da sie angeboren sind, im Kindesalter bemerkt und von Kinderärzten behandelt.

Viele Stoffwechselkrankheiten machen sich bereits im Kindesalter bemerkbar.

Diagnose bereits im Mutterleib

Interessant ist, daß eine immer größer werdende Zahl von erblichen Stoffwechselkrankheiten bereits im Mutterleib diagnostiziert werden kann. Man strebt dabei die Diagnose zwischen der 8. und 18. Schwangerschaftswoche an, um bei Vorliegen einer schweren Stoffwechselstörung eine Schwangerschaftsunterbrechung vornehmen zu können. Insbesondere stützt man sich dabei auf den Nachweis krankhafter Stoffwechselprodukte im Fruchtwasser oder im Urin der Schwangeren. Es gibt aber auch noch andere kompliziertere Methoden. Diese Art der Diagnostik setzt aber voraus, daß man weiß, welche Krankheit man zu erwarten hat,

Manche erblichen Stoffwechselkrankheiten können schon im Mutterleib festgestellt werden.

z. B. wegen der bereits erkannten Erkrankung eines zuvor geborenen Kindes.

Möglichkeiten der Behandlung

Die Ansätze zur Behandlung sind verschieden: Vermeidung bestimmter Nahrungsmittel, medikamentöse Therapie, Zufuhr essentieller Substanzen oder mechanischer Schutz vor bestimmten Umwelteinflüssen.

Mit Bremer und Wendel ist zur Therapie dieser vielen angeborenen Stoffwechselkrankheiten zu sagen, daß die Ansätze hierfür sehr verschieden sind. So kann man möglicherweise schädlich wirkende – weil oft nicht verwertbare – Substanzen aus der Nahrung eliminieren oder in ihrer Menge reduzieren. Man kann ferner besonders große Mengen von Substanzen zuführen, die nicht normal aufgenommen werden, um damit einen Ausgleich zu schaffen. Es gibt schließlich die medikamentöse, gegen einen enzymatischen Prozeß gerichtete Behandlung, wie wir sie bei der Therapie der Gicht mit der Gabe von Allopurinol und der damit erzielten verminderten Harnsäurebildung kennenlernten und wie sie auch auf einige andere seltene Krankheitsbilder zutrifft. Und schließlich gibt es auch die Möglichkeiten des mechanischen Schutzes, wenn z. B. bei sehr seltenen Krankheiten die Einwirkung von Sonnenstrahlen schwere Nebenwirkungen mit sich bringen kann.

Beachten Sie

Eine sogenannte kausale Therapie, die gleichsam das Übel an der Wurzel packt, ist bei den erblichen Stpffwechselkrankheiten in der Regel nicht möglich. Immerhin wurde durch die Transplantation von gesunden Organen oder Organteilen versucht, eine Besserung zu erreichen. Bei bestimmten Störungen des Eiweißstoffwechsels ist dies durch Nierentransplantation gelungen; sogar Lebertransplantationen wurden durchgeführt. Man muß aber betonen, daß hier allererste Anfänge vorliegen.

Phenylketonurie

Die sogenannte Phenylketonurie ist eine Störung im Amino-säurestoffwechsel. Hier fehlt ein Enzym, das die Aminosäure Phenylalanin in der richtigen Weise abbaut. Patienten, die nicht in Behandlung sind, zeigen ab dem 4. Lebensmonat neurologische Störungen und sind auch in ihrer Intelligenz deutlich reduziert. Die lebensrettende Therapie besteht in einer Ernährungsform, die Phenylalanin in der Nahrung weitgehend vermeidet. Der Blut-spiegel sollte zur Kontrolle gemessen werden. Die Krankheit ist so wichtig, daß eine Suchdiagnostik bei allen Säuglingen mit Hilfe be-stimmter Tests allgemein angestrebt bzw. bereits durchgeführt wird.

Bei Phenylketonurie fehlt ein Enzym, das die Aminosäure Phenyl-alanin abbaut.

Ahornsirupkrankheit

Eine andere Störung des Aminosäurestoffwechsels, die sehr selten ist, hat den Namen »Ahornsirupkrankheit«. Dieser Name wird auf den maggiartigen Ahornsirupgeruch des Urins der betroffenen Kinder zurückgeführt. Auch hier kommt es zu schweren Störungen, wenn die Verdachtsdiagnose nicht mit Hilfe eines Suchtests rasch gestellt wird. Ein Enzym, das bestimmte verzweigtkettige Ami-nosäuren abbaut, ist ungenügend vorhanden. Dies kann zu hohen Spiegeln gefährlicher Stoffwechselprodukte führen, die die Kinder akut gefährden. Patienten, die gerettet werden können, müssen eine lebenslange Diät einhalten, die den Minimalbedarf an solchen verzweigtkettigen Aminosauren genau berücksichtigt.

Der Urin der betroffenen Kinder riecht stark nach Ahornsirup.

Störungen des Kohlenhydratstoffwechsels

Bei den Störungen des Kohlenhydratstoffwechsels gibt es – eben-so wie übrigens im Hinblick auf die Resorptionsstörungen be-stimmter Aminosäuren – krankhafte Veränderungen in der Aufnahme der Spaltprodukte aus dem Darm. Normalerweise ist die Darmschleimhaut mit verschiedenen Enzymen ausgestattet, die die Resorption der verschiedenen Zucker uneingeschränkt garantieren.

Laktoseintoleranz

Das Enzym Laktase fehlt oder ist nicht ausreichend vorhanden,

Hierbei fehlt das Enzym Laktase oder ist nicht ausreichend vorhanden, so daß der angebotene Milchzucker in der Nahrung nicht in seine Bestandteile (Glukose und Galaktose) zerlegt werden kann. Die angeborene Laktoseintoleranz führt unbehandelt schon sehr früh zum Tode. Eine laktosefreie Nahrung (Sojamilch) ist erforderlich.

Andererseits gibt es auch Formen des isolierten Laktasemangels, die sich nur bei höherem Milchkonsum bemerkbar machen. Solche Patienten haben also nicht genügend milchzuckerspaltendes Enzym und bekommen deswegen Beschwerden wie Blähungen, Durchfälle und Übelkeit. Die Diagnose stellt man mit der Untersuchung eines Stückchens Dünndarmschleimhaut. Natürlich kann ein solcher Laktasemangel auch durch chronische Schäden der Dünndarmschleimhaut erworben werden.

Störung des Galaktosestoffwechsels

Unter einer galaktosefreien Diät entwickeln sich die Kinder völlig normal.

Diese liegt vor, wenn die Bestandteile des Milchzuckers bereits in den Organismus gelangt sind (der Aufnahmemechanismus also nicht gestört ist), aber dann der Galaktoseumbau aufgrund eines Enzymmangels blockiert wird. Erbrechen, Durchfälle und Hinfälligkeit bereits wenige Tage nach der Milchfütterung beim Kind sowie erhebliche Leberfunktionsstörungen sind Alarmzeichen für jeden Kinderarzt.

Eine vollständige Eliminierung der Galaktose (d.h. wiederum Wegfall der üblichen Milch) aus der Nahrung führt zur völligen Rückbildung dieser Erscheinungen. Kinder mit galaktosefreier Diät entwickeln sich durchaus normal.

Hereditäre Fruktoseintoleranz

Dabei handelt es sich um eine angeborene Verwertungsstörung für Fruchtzucker (Fruktose). Man rechnet damit, daß auf 20.000 bis 40.000 Menschen (oder mehr) eine Person mit einem solchen Krankheitsbild kommt. Beschwerden treten erstmals auf, wenn jungen Säuglingen fruchtzuckerhaltige Nahrungsmittel (Obstsäfte) zugefüttert werden. Es kommt dann zu Erbrechen und zu Störungen des Gedeihens sowie – wie bei der Galaktoseintoleranz – zu massiven Leberfunktionsstörungen, die unbehandelt zum Tode führen. Auch Unterzuckererscheinungen sind charakteristisch für solche Patienten. Natürlich bleibt der Defekt lebenslang erhalten, so daß die Patienten niemals Fruchtzucker erhalten dürfen. Dies gilt zwingend auch für fruchtzucker- und sorbithaltige Lösungen, die womöglich z. B. im Rahmen einer künstlichen Ernährung (vor und während Operationen) zugeführt werden. Auch dieser Krankheit liegt der Defekt eines Enzyms zugrunde, das die Weiterverarbeitung der Fruktose im Stoffwechsel blockiert.

Fruchtzucker kann aufgrund eines Enzymdefektes nicht verwertet werden, daher muß eine lebenslange fruchtzuckerfreie Diät eingehalten werden.

Glykogenosen

Die sogenannten Glykogenosen gehören zu den häufigsten erblichen Stoffwechselkrankheiten. Dabei wird Glykogen im Übermaß gespeichert, zumeist in Leber, Muskulatur oder auch in allen Geweben. Es fehlt an verschiedenen Enzymen, die einen normalen Glykogenabbau gewährleisten würden. Leider sind die Therapiemöglichkeiten bei den meisten Formen der Glykogenosen sehr unbefriedigend.

Es fehlen verschiedene Enzyme, die für einen normalen Abbau von Glykogen sorgen.

Fettstoffwechselstörungen

Neben den bereits geschilderten (siehe Seite 86 ff.) kommen noch Defekte im Fettstoffwechsel in Betracht, die im Kindesalter eintreten. Ohne daß hier Einzelheiten gebracht werden sollen, sei darauf hingewiesen, daß die Diagnose schwierig und die Therapie äußerst begrenzt ist. Erfreulicherweise sind diese Krankheiten aber sehr selten. Es gilt allerdings das gleiche, was anfangs gesagt wurde: Die große Zahl der einzelnen Krankheitsbilder macht trotz der Seltenheit ihres Auftretens dann doch aus, daß verhältnismäßig viele Menschen erkranken.

Völlig außer acht lassen wollen wir an dieser Stelle die Mukopolysaccharidose, bestimmte erbliche Rachitisformen sowie Mineral- und Vitaminstoffwechselstörungen besonderer Art. In diesem Zusammenhang muß auf die zur Verfügung stehenden ausführlichen Lehrbücher verwiesen werden (siehe Literaturverzeichnis).

Abschließend sei erwähnt, daß die große Zahl der erblichen Stoffwechselstörungen, die zumeist auf dem Fehlen oder auf dem Mangel eines Enzyms im Stoffwechsel beruhen, viel dazu beigetragen hat, daß wir bestimmte Stoffwechselabläufe überhaupt erkennen und würdigen konnten. Die Bedeutung eines Enzyms wird natürlich – in höchst bedauerlicher Weise für den Betroffenen – dann besonders klar, wenn man durch den Ausfall dieses Biokatalysators erkennen kann, welche Bedeutung er für das Leben eines Menschen hat. Andererseits darf nicht verkannt werden, daß die solcherart Erkrankten nicht nur Pioniere für die Wissenschaft gewesen sind und bleiben werden, sondern daß durch die damit mögliche Erforschung vieler Stoffwechselabläufe anderen Kranken in entscheidender Weise geholfen wurde, möglicherweise in Zukunft auch mit einer noch in der Entwicklung befindlichen Gentherapie.

Literatur

Im folgenden werden jene Quellen der Fachliteratur angegeben, die als wichtigste wissenschaftliche Grundlage für dieses Buch gedient haben.

K. H. Bäßler, W. Fekl, K. Lang: Grundbegriffe der Ernährungslehre, 3. Auflage. Springer Verlag, Berlin – Heidelberg – New York 1979

P. Karlson, W. Gerok, W. Groß: Pathobiochemie, 2. Auflage. Georg Thieme Verlag, Stuttgart – New York 1982

H. Mehnert (Hrsg.) in Zusammenarbeit mit H. J. Bremer, W. Gröbner, U. Wendel, G. Wolfram: Stoffwechselkrankheiten, 3. Auflage. Georg Thieme Verlag, Stuttgart – New York 1985

H. Mehnert, E. Standl, K. H. Usadel: Diabetologie in Klinik und Praxis, 4. Auflage. Georg Thieme Verlag, Stuttgart – New York 1984

E. Standl, H. Mehnert: Das große TRIAS-Handbuch für Diabetiker. Georg Thieme Verlag, Stuttgart 1998

G. Schettler: Der Mensch ist so jung wie seine Gefäße, 3. Auflage. Piper Verlag, München – Zürich 1984

Hilfreiche Adressen

Allgemeine Informationen

Die folgende Liste (angeordnet nach Postleitzahlen) stellt eine Auswahl an Beratungsstellen und Organisationen dar, die mit Gesundheitsvorsorge, Gesundheitspflege und Heilung befaßt sind.

Weitere Auskünfte erteilen die zuständigen Gesundheitsämter, Krankenkassen, kirchliche und staatliche Beratungsstellen. Hier können vor allem die örtlichen Selbsthilfegruppen, Gesprächskreise, Betreuungs- und Hilfsdienste und die angebotenen sozialen Dienste erfragt werden.

Bundesverband
Deutsche Schmerzhilfe e.V.
Wietwende 20
21720 Grünendeich
Tel. (04142) 81 04 34
Fax (04142) 81 04 35

Bundesselbsthilfeverband für
Osteoporose e.V.
Kirchfeldstraße 149
40215 Düsseldorf
Tel. (0211) 31 91 65
Fax (0211) 33 22 02

EASD
(European Association for the Study
of Diabetes)
Merowingerstraße 29
40223 Düsseldorf
Tel. (0211) 31 67 38
Fax (0211) 3 19 09 87

Deutsche Diabetes-Gesellschaft
Bürkle-de-la-Camp-Platz 1
44789 Bochum
Tel. (0234) 9 30 95-6
Fax (0234) 9 30 95-7

Deutsche Volksgesundheits-
bewegung e.V.
Gesundheitspolitischer
Verbraucherverband
(Naturheilmittel, Naturheil-
methoden, Nahrungsmittel ohne
Zusatzstoffe)
Herrenwiese 125
47169 Duisburg
Tel. (0203) 59 26 43
Fax (0203) 59 87 00

Bundeszentrale für gesundheitliche
Aufklärung
Postfach 91 01 52
51071 Köln
Tel. (0221) 8 99 22 22
Fax (O221) 8 99 23 00

Deutsche Rheuma-Liga
Bundesverband e.V.
Rheinallee 69
53173 Bonn
Tel. (0228) 95 75 00
Fax (0228) 9 57 50 20

Insuliner
Anneliese Kuhn-Prinz
Narzissenweg 17
57548 Kirchen-Freusburg
Tel. (02741) 93 00-40
Fax (02741) 93 00-41

Deutscher Diabetiker-Bund e.V.
Bundesgeschäftsstelle
Danziger Weg 1
58511 Lüdenscheid
Tel. (02351) 98 91 53
Fax (02351) 98 91 50

Deutsche Arthrosehilfe e.V.
Postfach 11 05 51
60040 Frankfurt/Main
Tel. (06831) 63 24
Fax (06831) 94 66 78

Deutsche Herzstiftung e.V.
Vogtstraße 15
60322 Frankfurt/Main
Tel. (069) 95 51 28-0
Fax (069) 95 51 28 13

Deutsche Gesellschaft für
Ernährung
Im Vogelsgesang 40
60488 Frankfurt/Main
Tel. (069) 9 76 80 30
Fax (069) 97 68 03 99

Bund diabetischer Kinder und
Jugendlicher e.V.
Hahnbrunner Straße 46
67659 Kaiserslautern
Tel. (0631) 7 64 88
Fax (0631) 9 72 22

Deutsche Liga zur Bekämpfung des
hohen Blutdrucks
Berliner Straße 46
69120 Heidelberg
Tel. (06221) 41 17 74
Fax (06221) 40 22 74

Deutsche Migräne- und
Kopfschmerzgesellschaft e.V.
Elztal Klinik GmbH
Pfauenstraße 6
79215 Elztal-Oberprechtal
Tel. (07682) 80 53 33

Deutsche Diabetes-Stiftung
Geschäftsstelle
Unsöldstraße 5
80538 München
Tel. (089) 21 09 61-19
Fax (089) 21 09 61-20

Deutsche Diabetes-Union
Prof. Dr. Hellmut Mehnert
Drosselweg 16
82152 Krailling
Tel. (089) 8 57 12 49
Fax (089) 8 57 64 88

IDF
(International Diabetes Federation)
1 Rue Defacqz
B-1050 Bruxelles
Fax (0032-2) 5 38 51 14

Sachregister